天高任鸟飞
庚子年 王仁[印章]

角膜上皮细胞功能障碍
诊疗图解

主 编 王 华 孙旭光 陈佑祺

副主编 邹 晶 陈 婷 李强翔

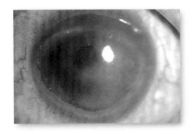 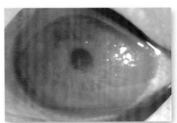 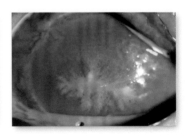

人民卫生出版社

·北 京·

图书在版编目（CIP）数据

角膜上皮细胞功能障碍诊疗图解 / 王华，孙旭光，陈佑祺主编. -- 北京 ：人民卫生出版社，2024. 11.（眼表疾病临床系列）. -- ISBN 978-7-117-37171-1

Ⅰ. R772.21-64

中国国家版本馆 CIP 数据核字第 20242LE375 号

人卫智网	www.ipmph.com	医学教育、学术、考试、健康，购书智慧智能综合服务平台
人卫官网	www.pmph.com	人卫官方资讯发布平台

角膜上皮细胞功能障碍诊疗图解

Jiaomo Shangpi Xibao Gongneng Zhang'ai Zhenliao Tujie

主　　编：王　华　孙旭光　陈佑祺
出版发行：人民卫生出版社（中继线 010-59780011）
地　　址：北京市朝阳区潘家园南里 19 号
邮　　编：100021
E - mail：pmph @ pmph.com
购书热线：010-59787592　010-59787584　010-65264830
印　　刷：北京盛通印刷股份有限公司
经　　销：新华书店
开　　本：787×1092　1/16　印张：12
字　　数：300 千字
版　　次：2024 年 11 月第 1 版
印　　次：2024 年 11 月第 1 次印刷
标准书号：ISBN 978-7-117-37171-1
定　　价：138.00 元

打击盗版举报电话：010-59787491　E-mail: WQ @ pmph.com
质量问题联系电话：010-59787234　E-mail: zhiliang @ pmph.com
数字融合服务电话：4001118166　E-mail: zengzhi @ pmph.com

编委 （按姓氏笔画排序）

王　华　中南大学湘雅医院

任毓洁　中南大学湘雅医院

孙旭光　首都医科大学附属北京同仁医院

李子荧　中南大学湘雅医院

李彦秀　中南大学湘雅医院

李强翔　湖南省人民医院

杨超群　中南大学湘雅医院

邹　晶　中南大学湘雅医院

陈　婷　爱尔眼科医院集团股份有限公司长沙爱尔眼科医院

陈佑祺　香港大学李嘉诚医学院

周朔雯　香港大学李嘉诚医学院

周靓玉　香港大学李嘉诚医学院

姚　飞　中南大学湘雅医院

袁若兰　中南大学湘雅医院

徐　懿　中南大学湘雅医院

郭殷杰　中南大学湘雅医院

彭　霞　湘雅常德医院

董文博　中南大学湘雅医院

廖　敏　益阳市中心医院

编写秘书　陈　婷　邹　晶

主编简介

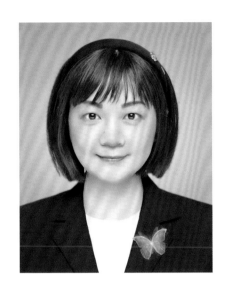

　　王华，眼科学博士，博士后，主任医师，教授，中南大学湘雅医院眼科中心副主任，角膜与眼表学术带头人，眼库负责人，美国 Bascom Palmer 眼科研究所访问学者。担任亚洲干眼协会及中国干眼协会的创始委员，中国老年医学学会慢病防治与管理分会常务委员，中华医学会眼科学分会角膜病学组委员，中国医师协会眼科医师分会眼表与干眼学组委员，国际泪膜和眼表协会中国分会委员，海峡两岸医药卫生交流协会眼科学专委会眼表与泪液疾病学组委员，中国女医师协会眼科专业委员会干眼学组委员，湖南省医学会眼科学专业委员会角膜眼表学组副组长。国家自然科学基金通信评审专家，教育部研究生学位论文评审专家。研究成果曾入选"领跑者5000论文集：中国精品科技期刊顶尖学术论文"。主持国家级项目及课题3项，省部级重大、重点及面上项目7项。发表科研论文50余篇，主编和参编专著10余部，参与亚洲和中国专家指南与共识制定20余篇。获国家专利2项。

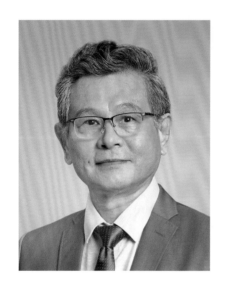

孙旭光,医学博士,博士后,首都医科大学附属北京同仁医院眼科中心,北京市眼科研究所研究员,教授,博士生导师。主要从事角膜病及感染性眼病的临床与基础研究工作。现任中华医学会眼科学分会专家会员,中国医师协会眼科医师分会眼感染学组名誉组长,爱尔眼科角膜病研究所名誉所长及角膜病学组名誉组长。发表专业论文百余篇,主编专著多部。

主编简介

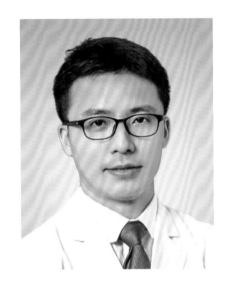

陈佑祺,眼科学博士,医学工程博士后,香港大学李嘉诚医学院眼科学系助理教授,博士生导师,香港大学眼科学系附属眼科生物工程实验室负责人。陈佑祺教授团队长期致力于多水相乳液、微流控、眼科医用材料等眼科应用基础的研发,致力于解决众多眼科相关的临床问题。迄今为止共发表超过60篇SCI文章,其中以第一作者身份在 *ACS Applied Materials & Interfaces*、*IOVS*、*BJO*、*ACTA Ophthalmologica* 等杂志发表10篇文章,以通信作者身份在眼科领域杂志 *Survey of Ophthalmology*、*ACTA Ophthalmologica*、*Experimental Eye Research* 发表多篇文章,以及多篇文章在一些重要的材料学领域杂志如 *Chemical Engineering Journal*、*SMALL*、*Advanced Functional Materials*、*Bioactive Materials*、*ACS Applied Materials & Interfaces*、*ACS Sensors* 上发表。主持及参与包括香港研资局面上研究项目在内的20余项科研基金项目,申请和授权国际及中国发明专利多项。同时担任国际泪膜和眼表协会中国分会委员。培养在读博士研究生5名。

序

角膜上皮细胞功能障碍是眼科临床较常见、但却是临床医生尚未全面深入认识和了解的一类眼表疾病。由于其病因复杂多样,有些患者甚至继发于眼部不规范的治疗之后,因此,在临床诊断和治疗上带来一定难度。孙旭光教授、王华教授和陈佑祺教授带领的团队在眼表疾病基础与临床研究中处于我国领先水平,在角膜上皮细胞功能障碍这一常见眼表疾病的诊治中积累了十分丰富的临床经验和心得。他们联合湖南省内医联体医院的专家同道,阅读了大量文献,结合他们自己丰富的临床经验和科研经历,在繁忙的工作之余,历时近2年的时间完成了《角膜上皮细胞功能障碍诊疗图解》一书的编写。全书从角膜上皮细胞功能障碍基础、总论和各论等全方位介绍和阐述了该疾病的临床特点和诊治经验。本书的出版,将为各级眼科医师提供角膜上皮细胞功能障碍临床诊治的重要参考,提升对该疾病的诊治水平。

我非常高兴为王华教授、孙旭光教授和陈佑祺教授的著作写序。据我所知,该书应该是第一部全面和系统阐述角膜上皮细胞功能障碍的专著,是编委们的汗水和智慧的结晶,更是孙旭光教授前辈专家无私指导和悉心培养中青年眼科医师的范例。我衷心期待本书的出版能为眼科医师提供重要的学习参考,推进我国眼表疾病的诊治水平。

刘祖国

厦门大学眼科研究所所长

南华大学附属第一医院院长

2024 年 1 月 26 日

前言

角膜上皮细胞功能障碍是眼科临床较常见、但却容易被临床医生忽视的一类眼表疾病。由于该病尚缺乏有规模的流行病学调查,并常继发于眼部不规范的治疗之后,临床症状和体征多不典型且较严重,治疗难度较大,故临床上很容易被误诊误治。

角膜上皮细胞功能障碍的病因有先天性因素和后天性因素。先天性因素较少见,主要为病变累及角膜上皮的各型角膜营养不良。临床上更多见的病因是后天性因素,比如角膜外伤或感染、干眼、长期配戴角膜接触镜、眼部手术和眼部药物滥用等,特别是伴有糖尿病、免疫性疾病和营养不良等全身系统性疾病的患者更容易罹患角膜上皮细胞功能障碍,而且症状和体征会更为严重,治疗难度会进一步加大。由于该病部分患者是继发于眼部不规范的治疗之后,临床症状和体征多不典型且较严重,常被误诊或漏诊使治疗效果欠佳,并可导致患者视功能下降,严重患者甚至视力丧失和眼球不保。因此,眼科临床医生应高度重视角膜上皮细胞功能障碍的早期预防和规范诊治。

目前,关于角膜上皮细胞功能障碍的诊治,国内外尚无相关专著出版。因此,在人民卫生出版社和首都医科大学附属北京同仁医院孙旭光教授的大力支持和指导之下,中南大学湘雅医院眼科中心眼表团队联合香港大学眼科学系陈佑祺教授团队,以及部分省内医联体医院的专家共同努力,在查阅大量国内外文献的基础上,结合自己的临床经验,编写了《角膜上皮细胞功能障碍诊疗图解》一书。

本书是"眼表疾病临床系列"之一,其内容包括角膜上皮细胞功能障碍的基础、总论和各论,全书共十二章,图片300余幅。第一篇基础部分主要介绍了角膜上皮细胞的解剖结构与生理功能;总论部分从总体上介绍了该病的发病机制和病因、临床表现、诊断依据、鉴别诊断,以及治疗原则与方案;第二篇各论篇则详细介绍了先天性、外伤性、药源性、手术源性、神经营养性、泪膜异常相关、感染相关、睑缘炎相关和系统性疾病等病因导致的角膜上皮细胞功能障碍的临床诊治,并附有典型病例分析,以供读者参考。

在本书即将出版之际,我谨代表本书的编委团队衷心感谢孙旭光教授对本书编写工作的大力支持和指导、辛苦努力和付出!本书的整体构思、编写和修改的每一个环节都凝聚了孙教授无私的奉献和辛勤的劳动。非常感谢在我们写作过程中刘祖国教授给予的悉心指导和大力支持!并在百忙之中为本书作序。非常感谢中南大学湘雅医院眼科学科带头人夏晓波院长对我们编书工作的大力支持和鼓励!衷心感谢参与编写工作的中南大学湘雅医院眼科中心眼表团队、香港大学眼科学系陈佑祺教授团队和各医联体医院的专家同道们 2 年来的辛苦努力与付出!衷心感谢人民卫生出版社对本书出版给予的大力支持与指导!最后,诚挚希望眼科同道对于本书给予指正。

王　华

中南大学湘雅医院眼科中心

2024 年 1 月

目录

第二篇　角膜上皮细胞功能障碍各论

第一篇　基础和总论

第一章 角膜上皮细胞的解剖结构与生理功能

第一节
角膜上皮细胞的解剖结构

角膜位于眼球眼部中央,呈略向前凸的透明偏横椭圆形的组织结构。角膜分为五层,从外向内依次为角膜上皮细胞层、前弹力层、基质层、后弹力层和内皮细胞层。角膜的上皮细胞层位于角膜最外层,厚度约为 50μm,占角膜整体厚度的 10%,排列整齐并恒定地分布在角膜表面,与结膜上皮相连[1]。

角膜上皮细胞共分为 5~6 层,包含表层细胞、翼状细胞和基底细胞三种不同类型(图1-1-1)。

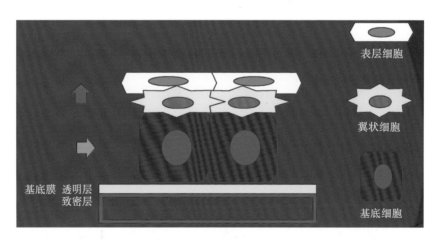

图 1-1-1 角膜上皮细胞示意图

一、表层细胞

角膜上皮表面含有 2~4 层扁平多边形的终末分化表层细胞,其直径为 40~60μm,厚度为 2~6μm。作为最表层细胞,其高度分化不能再增殖。

二、翼状细胞

表层细胞下方有 2~3 层翼状细胞,因其形状像双翼而命名。翼状细胞是中度分化细胞,富含角蛋白结构。翼状细胞细胞膜相互交错,之间存在大量的桥粒、黏着连接和缝隙连接[2]。

三、基底细胞

角膜上皮的基底细胞位于基底膜上,为单层柱状细胞。基底细胞具有分裂能力,可以不断分化为翼状细胞和表层细胞。

四、细胞连接

桥粒、紧密连接和缝隙连接也是基底细胞常见的连接方式。基底细胞背面扁平,锚定于基底膜上。基底膜厚 40~60nm,由基底上皮细胞细胞膜之后的灰白色薄层组成。Ⅳ型胶原蛋白和层粘连蛋白是基底膜的主要组成成分。桥粒和紧密连接存在于角膜上皮各层,允许小分子物质通过存在于翼状细胞与基底细胞间的缝隙连接[3]。近期有研究提出,前弹力层的胶原丝也参与了上皮的黏附[4]。

角膜上皮细胞的不断更新是一个动态平衡的过程,以此来维持上皮完整,全角膜上皮细胞再生周期大约需要 5~7 天。角膜缘处存在基底细胞层的角膜缘干细胞,它们进行不对称增殖生成子代干细胞和短暂扩增细胞。其中,子代干细胞向角膜中央移行并变成角膜上皮基底细胞。这些新生的基底细胞均匀地增殖,并不断分化成翼状细胞和表层细胞。而角膜表层上皮细胞最终通过眨眼时的机械摩擦、紫外线照射或缺氧而凋亡并脱落[5](图 1-1-2)。

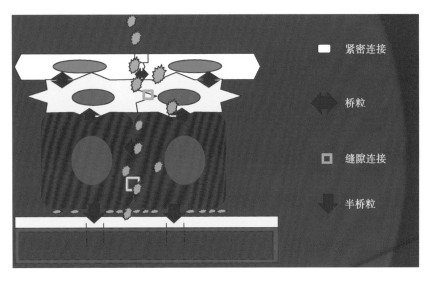

图 1-1-2　角膜上皮细胞连接示意图

❀ 要点总结 ❀

1. 角膜上皮细胞共分为 5~6 层,包含表层细胞、翼状细胞和基底细胞三种不同类型。

2. 桥粒和紧密连接存在于角膜上皮各层,允许小分子物质通过存在于翼状细胞与基底细胞间的缝隙连接。

3. 角膜上皮细胞的不断更新是一个动态平衡的过程,以此来维持上皮完整。

第二节
角膜上皮细胞的生理功能

一、角膜上皮细胞增殖与分化功能及功能障碍

角膜上皮细胞具有增殖、分化、移行、黏附和连接功能。角膜上皮细胞损伤后,开始以约 0.75mm/min 的速度向缺损部位移动来闭合伤口,同时远离伤口的基底细胞开始进行分裂,这是角膜上皮细胞的增殖功能[5]。另外,角膜上皮细胞的移行功能在受损后被激发,并可持续 15 小时。前沿细胞将皱褶的伪足向前伸展,当缺损封闭时,接触抑制信息终止细胞的移动以及细胞构型的改变,迁移的上皮细胞重新获得基底细胞的立方体形态。

如果上皮细胞基底膜保持完整,重新覆盖的上皮细胞可紧密地黏附在基底膜表面,并通过基底膜与前弹力层连接,即为角膜上皮黏附功能[6]。值得注意的是,在基底膜受损伤的情况下,角膜上皮细胞的连接功能显得尤为重要,由短的不连续的基底膜片段、半桥粒及支持纤维组成的新基底膜复合体在伤后 5~7 天开始重新形成。其后各层细胞之间以及同一层细胞之间也会建立牢固的连接,形成完整的角膜上皮细胞屏障[7]。

由此可见,角膜上皮伤口的修复过程是一个连续、相互交叉的过程。创伤早期,角膜伤口周围浅表上皮细胞坏死脱落,基底细胞丧失柱状形态,伤口周边上皮进行性变薄。扁平的上皮细胞伸出伪足向伤口表面移行。当伤口靠近角膜缘时,上皮细胞增殖活跃,上皮生长较快。若伤口远离角膜缘或位于瞳孔中央时,伤口处上皮细胞的补充则由角膜缘正常增殖的上皮细胞向心性移行补充[8](图 1-2-1)。

二、角膜上皮细胞黏附与连接功能及功能障碍

角膜上皮完全修复并不是单纯的上皮细胞再生填充,而是上皮细胞再生、移行、黏附和连接共同完成。如果基底膜受到破坏,胶原酶产生增加,角膜正常代谢产生的新的完整的上皮细胞将无法黏附于基底膜上,细胞之间的紧密连接功能也无法恢复。此时的上皮修复将延迟,甚至迁延不愈导致溃疡等。因此,角膜上皮完整修复需要具备上皮细胞再生、移行及黏附和连接三个条件。上皮细胞移行是上皮缺损重建的第一步。

角膜上皮创伤引起创伤处附近的残余上皮细胞向缺损区域移行。细胞-细胞和细胞-基质的相互作用、玻璃酸的上调以及新表达的蛋白水解酶对细胞外基质调控的动态改变,在两种上皮细胞移行过程中都发挥了重要作用[9](图 1-2-2)。

角膜上皮愈合是一个复杂的过程,涉及多种细胞和分子的相互作用。其中,纤连蛋白-

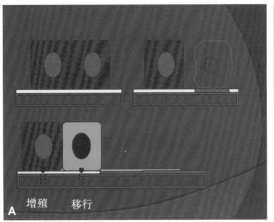
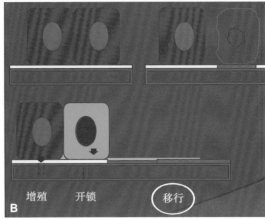
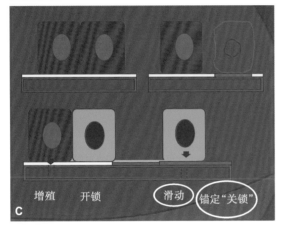

图 1-2-1　角膜上皮细胞增殖移行示意图
A. 增殖移行；B. 开锁；C. 滑动、锚定。

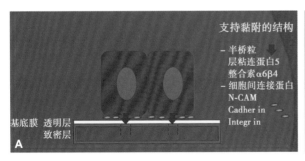
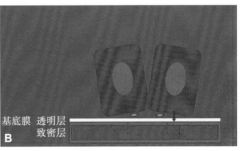

图 1-2-2　角膜上皮细胞黏附示意图
A. 正常角膜上皮细胞黏附；B. 角膜上皮细胞黏附障碍。

整合素系统在角膜上皮创伤愈合中起到重要作用。在上皮损伤愈合的第一阶段,纤连蛋白提供暂时的基质,这会迅速出现在上皮或基质损伤后新暴露的角膜表面,上皮细胞通过整合素依赖的方式附着并分布于纤连蛋白基质。透明质酸与纤连蛋白一样,在伤口愈合中起着重要作用。尤其在角膜创伤后期,外源性透明质酸也具有促进角膜上皮愈合的功能。此外,细胞运动不仅依赖于细胞与细胞外基质之间的相互作用,也依赖于具有抑制细胞与细胞外基质相互运动的基质水解蛋白的作用。因此,蛋白酶能通过降解纤连蛋白,从而促进角膜上皮细胞移行而达到促进角膜上皮愈合的作用。

最新的研究同时也证明,多种细胞因子和生长因子在调节角膜上皮细胞移行、修复的过程中起到重要作用。例如,表皮生长因子、碱性成纤维细胞生长因子、血小板源性生长因子和白细胞介素等因子可以促进细胞增殖和细胞分化,以及纤连蛋白黏附等过程,最终达到促进角膜上皮修复的作用[10]。

除此之外,因为眼睛的大部分折射能力发生在空气和泪液膜的交界处,角膜上皮细胞在视觉中扮演着核心角色。在角膜表面的扁平鳞状细胞层中,紧密连接起到表面屏障作用,有助于维持角膜的脱水状态,同时阻止病原体进入角膜基质[11]。

━━━❀ 要点总结 ❀━━━

1. 角膜上皮伤口的修复过程是一个连续、相互交叉的过程。
2. 角膜上皮完整修复需要具备上皮细胞再生、移行及黏附和连接三个条件。

第三节
角膜上皮细胞与角膜缘干细胞

角膜上皮细胞来源于角膜缘干细胞(limbal stem cells,LSCs)的增殖与分化。LSCs在维持角膜上皮细胞的自我更新和损伤修复中扮演着重要角色。角膜表面由角膜上皮细胞覆盖,表层上皮细胞不断脱落或凋亡,角膜缘上皮细胞层的基底细胞则不断增殖和分化以取代脱落的表层上皮细胞。角膜缘干细胞向角膜上皮细胞增殖和分化的途径是由周边向中心、由底层向表层推进,这一动态平衡是角膜上皮完整性的基础[6]。

自1971年被首次提出以来,很多研究对角膜缘干细胞的定位进行了探索。1986年,Schermer等人首次奠定了角膜缘干细胞位于角膜上皮基底层的概念基础。研究显示,角膜上皮基底层中晚期分化标记物的角蛋白3位于角膜上皮基底层,但在角膜缘上皮基底层中不存在。这表明,角膜缘上皮基底细胞处于比角膜上皮基底细胞更"原始"、未分化状态。之后,Cotsarelis等人证明了角膜缘标记保留细胞(label retaining cells,LRCs)是角膜缘上皮细胞中优先分布的基底细胞亚群。此外,在中央角膜上皮创伤后,这些很少分裂的细胞被证明会迅速进入增殖状态,以协助角膜上皮再生。

研究人员通过追踪已经分裂成转移扩增(transit amplifying,TA)细胞的角膜缘标记保留细胞的移动,揭示了角膜缘上皮基底细胞是一个异质性群体,包括干细胞和TA细胞。双标记的TA细胞被观察到迁移至外周角膜上皮。TA细胞也被认为是具有相当增殖能力的"早期或年轻"的细胞,或者是具有有限分裂轮数的"晚期或成熟"的细胞。这些发现也确立了这样一个概念,即在静止状态下,TA细胞不必使用其所有的复制能力。然而,在压力下(如受伤),TA细胞会使用其所有的扩增分裂来修复缺陷[12]。

因此,目前角膜上皮干细胞定位于角膜缘的Vogt栅栏区(palisades of Vogt)乳头状结构的上皮基底层。主要证据有以下几点。

1. 角膜缘上皮基底层细胞分化程度低。角膜缘上皮基底层缺乏角膜上皮细胞分化成熟的标志相关角蛋白组合K3和K12,这表明该区域缺乏分化成熟的角膜表型,故存在的应是分化较低的表型,即干细胞。

2. 角膜缘上皮基底层存在具有干细胞增殖特性的细胞。相对未分化的慢周期细胞,存在于角膜缘基底层而不存在于中央角膜上皮。体外培养时,角膜缘上皮基底层细胞比中央和周边区角膜上皮细胞具有更强的增殖潜能;中央角膜上皮损伤后,角膜缘基底层细胞比中央区域上皮细胞增殖更加活跃,且细胞移行方向是从角膜缘朝向中央角膜、基底朝向表浅。

3. 角膜缘上皮细胞部分或全部缺损后,角膜上皮出现异常愈合,如结膜化、新生血管形成等,对视力造成不同程度的影响。

4. 角膜缘肿瘤相对较多,而角膜中央上皮肿瘤较少,因为相对低分化的细胞更易发生癌变。

5. 角膜上皮细胞功能障碍的动物模型可以通过角膜缘干细胞移植的方法有效改善眼表。

6. 角膜缘干细胞移植现已用于角膜上皮细胞功能障碍患者部分或全部角膜上皮缺损的角膜重建。这些证据表明,角膜上皮干细胞主要存在于角膜缘的 Vogt 栅栏区乳头状结构的上皮基底层[13]。

现在普遍认为,角膜缘干细胞和 TA 细胞共同组成了角膜上皮新生细胞池,角膜缘干细胞不断增殖分化为 TA 细胞,TA 细胞再经过有限的扩增后分化为终末分化细胞,即新的角膜上皮细胞,为角膜上皮受损后的缺损区提供细胞来源。因此,角膜缘干细胞在角膜上皮的自我更新和损伤修复中起着重要作用,维持着角膜上皮的完整性与稳定性。干细胞的功能是补充正常或损伤组织丢失的细胞,每个干细胞通过不对称分裂生成新的干细胞和短暂扩充细胞,然后产生终末分化细胞。与其他组织相同,角膜缘干细胞的存在是为了维持角膜上皮的稳态[14]。

在角膜缘区,细胞外基质、微环境细胞和角膜缘干细胞之间存在着复杂的相互作用。微环境细胞包括黑素细胞、基质(间充质)细胞、免疫细胞、血管和神经细胞。基质细胞在角膜缘干细胞的微环境中具有重要的调节作用。这些细胞位于角膜缘隐窝区域,通过伸长与角膜缘干细胞直接接触,有助于维持角膜缘干细胞的"干性"。

角膜缘区也是一个极具血管化和神经化的环境。已经证明,血管内皮细胞在角膜缘 Vogt 栅栏区中形成了一个微血管网,对维持角膜缘干细胞的存活和功能至关重要。另外,角膜缘区的另一个重要部分是细胞外基质。角膜缘区的超微结构由许多蛋白质和大分子组成,如胶原蛋白、层粘连蛋白、纤连蛋白和硫酸软骨素,均能通过调节角膜缘干细胞的分化和增殖来促进它们的"干性"。因此,角膜缘区具有维持角膜缘干细胞特性的独特微环境[15]。

———❖ 要点总结 ❖———

1. 角膜上皮干细胞定位于角膜缘 Vogt 栅栏区乳头状结构的上皮基底层。
2. 在角膜缘区,细胞外基质、微环境细胞和角膜缘干细胞之间存在着复杂的相互作用。
3. 角膜缘区的另一个重要部分是基质外基质。

(邹　晶　孙旭光)

参考文献

1. DELMONTE D W, KIM T. Anatomy and physiology of the cornea. J Cataract Refract Surg, 2011, 37(3):588-598.

2. MOCHIZUKI H,FUKUI M,HATOU S,et al. Evaluation of ocular surface glycocalyx using lectin-conjugated fluorescein. Clin Ophthalmol,2010,4:925-930.

3. GIPSON I K,SPURR-MICHAUD S J,TISDALE A S. Anchoring fibrils form a complex network in human and rabbit cornea. Invest Ophthalmol Vis Sci,1987,28(2):212-220.

4. RATES E R D,ALMEIDA C D,COSTA E D P F,et al. Layer-by-layer investigation of ultrastructures and biomechanics of human cornea. Int J Mol Sci,2022,23(14):132-139.

5. GIROLAMO N D. Moving epithelia:Tracking the fate of mammalian limbal epithelial stem cells. Prog Retin Eye Res,2015,48:203-225.

6. LJUBIMOV A V,SAGHIZADEH M. Progress in corneal wound healing. Prog Retin Eye Res,2015,49:17-45.

7. HANNA C,BICKNELL D S,O'BRIEN J E. Cell turnover in the adult human eye. Arch Ophthalmol,1961,65:695-698.

8. NUZZI A,GIUFFRIDA F P,LUCCARELLI S,et al. Corneal epithelial regeneration:Old and new perspectives. Int J Mol Sci,2022,23(21):13114.

9. SUZUKI K,SAITO J,YANAI R,et al. Cell-matrix and cell-cell interactions during corneal epithelial wound healing. Prog Retin Eye Res,2003,22(2):113-133.

10. LOUREIRO R R,GOMES JÁ P. Biological modulation of corneal epithelial wound healing. Arq Bras Oftalmol,2019,82(1):78-84.

11. EGHRARI A O,RIAZUDDIN S A,GOTTSCH J D. Overview of the cornea:Structure,function,and development. Prog Mol Biol Transl Sci,2015,134:7-23.

12. RUAN Y,JIANG S,MUSAYEVA A,et al. Corneal epithelial stem cells-physiology,pathophysiology and therapeutic options. Cells,2021,10(9):316-322.

13. 孙小婷,毕燕龙. 角膜上皮干细胞定位及功能的研究进展. 国际眼科纵览,2012,36(3):149-154.

14. YAZDANPANAH G,JABBEHDARI S,DJALILIAN A R. Limbal and corneal epithelial homeostasis. Curr Opin Ophthalmol,2017,28(4):348-354.

15. SHORTT A J,SECKER G A,MUNRO P M,et al. Characterization of the limbal epithelial stem cell niche:novel imaging techniques permit in vivo observation and targeted biopsy of limbal epithelial stem cells. Stem cells (Dayton,Ohio),2007,25(6):1402-1409.

第二章 角膜上皮细胞功能障碍总论

第一节
定　义

角膜上皮细胞功能障碍（corneal epithelial dysfunction, CED）也常被称为角膜上皮损伤（corneal epithelial defect, CED），但从该疾病病理学特征来看，前者的描述更为贴切[1]。

角膜上皮细胞功能障碍是指在角膜缘干细胞功能正常的条件下，多种因素导致角膜上皮细胞的功能与完整性被破坏，引起角膜上皮细胞层部分或全层缺失，并且存在持续性自我更新和损伤修复障碍的病理状态。临床上可表现为持续性的角膜上皮弥漫性点状脱失或糜烂，角膜上皮反复剥脱与缺损，严重者可形成经久不愈的角膜溃疡甚至角膜穿孔，并可伴有不同程度的眼表炎性反应和视功能障碍。

第二节
病因与发病机制

一、病因

临床上，导致CED的病因可分为先天性因素和后天性因素。

（一）先天性因素

常见于可累及角膜上皮细胞的各型角膜营养不良，如上皮型或基底膜型角膜营养不良，或角膜内皮营养不良发展到内皮失代偿期引起的大泡性角膜病变，均可出现CED[2]。

（二）后天性因素

临床上导致CED发生更常见的病因是后天因素。后天性病因或危险因素可单独存在，但常为多因素致病，且彼此相互关联，相互影响，致使CED迁延不愈，治疗难度加大。常见以下后天性病因[1]。

1. 眼局部因素

（1）角膜及眼表病变

1）角膜外伤：特别是累及角膜上皮细胞基底膜的损伤，常导致复发性角膜上皮糜烂。

2）角膜感染：病原体的自身侵袭力及其引起的局部炎性反应是角膜感染导致CED的原因。

3）角膜神经功能异常：角膜神经对角膜上皮细胞的感觉保护、营养及免疫调节功能受损。

4）角膜变性：继发于眼部的病变常累及角膜上皮层，导致角膜上皮细胞异常增殖和分化，如角膜带状变性等。

5）眼表炎性反应：导致结膜杯状细胞受损，其合成和分泌黏蛋白减少；角膜上皮修复速度下降，新生角膜上皮细胞反复丢失。

6）眼睑或睑缘病变：主要是对角膜上皮细胞造成了炎症性与机械性损伤，譬如临床常见的睑缘炎相关角结膜病变。

7）泪膜功能异常：特别是中、重度干眼，导致泪膜对角膜上皮细胞的保护作用受损。

8）眼表药物毒性反应：药物本身及防腐剂对角膜上皮细胞造成的药物毒性眼表病变，或眼表对药物的超敏反应等。

（2）角膜接触镜及眼部手术

1）配戴角膜接触镜：角膜接触镜对角膜上皮细胞产生机械性损伤或角膜上皮细胞对镜片蛋白沉淀物、护理清洁液的超敏反应。

2）眼部手术：围手术期用药、手术中用药（包括麻醉药和抗代谢药）、手术操作对角膜上皮细胞的机械性损伤、术后眼表炎症反应等。

2. 全身因素 系统性疾病常可并发 CED。

（1）糖尿病血糖控制不佳者。

（2）甲状腺功能亢进活动期。

（3）免疫性疾病活动期：干燥综合征、类风湿性关节炎、眼类天疱疮等。

（4）维生素 A 缺乏等营养不良和免疫力低下者，更容易发生 CED，且难以治疗。

二、发病机制

（一）角膜上皮细胞功能破坏[2]

角膜上皮细胞层作为眼球第一道保护屏障，对维持眼球正常结构与功能至关重要。角膜缘干细胞作为种子细胞，通过增殖分化形成角膜上皮细胞。角膜上皮细胞层又可以分为表层细胞、翼状细胞、基底细胞及基底膜。角膜上皮的表层细胞之间以桥粒、黏着连接和紧密连接相连。相邻翼状细胞的细胞膜是相互交错的，翼状细胞间也存在大量桥粒、黏着连接和缝隙连接。相邻基底细胞横向交错，通过桥粒、缝隙连接和黏着连接相连，基底细胞背面扁平，紧靠基底膜，基底细胞通过与Ⅶ型胶原蛋白锚原纤维相连的半桥粒黏附于基底膜，基底膜的主要成分是Ⅳ型胶原蛋白和层粘连蛋白[3-6]。

在正常情况下，角膜上皮细胞损伤后的快速修复依赖角膜上皮的连续修复，角膜上皮损伤修复分三个阶段：上皮增殖、移行和分化。

1. 角膜上皮细胞屏障功能障碍 当各种原因导致角膜上皮细胞的表层细胞、翼状细胞和基底细胞的桥粒、紧密连接和缝隙连接发生病理改变，都将会破坏角膜上皮细胞层细胞-细胞之间的连接，出现角膜上皮细胞脱落和缺损，屏障功能被破坏而出现角膜上皮细胞功能障碍[7-10]。

2. 移行、增殖和分化功能障碍 角膜上皮细胞移行是上皮损伤重建的第一步。角膜上皮损伤后会引起创伤处附近的残余上皮细胞向缺损区域移行。细胞-细胞和细胞-基质的相互作用、透明质酸上调和蛋白水解酶对细胞外基质进行动态调控，这在角膜上皮损伤后的上皮细胞移行过程中发挥重要作用[11]。

角膜上皮细胞增殖和分化除受到角膜缘干细胞的调控,同时还受到细胞因子和生长因子的调控。已有大量研究表明,角膜上皮细胞移行、增殖和分化均受到这些生长因子和细胞因子的调控[12,13]。

3. 细胞黏附功能障碍　角膜上皮细胞层的基底细胞通过与Ⅶ型胶原蛋白纤维相连的半桥粒黏附于基底膜,基底膜的主要成分是Ⅳ型胶原蛋白和层粘连蛋白。基底细胞的半桥粒、基底膜中的细丝结构、前弹力层中的细纤维,以及浅层基质内的锚定斑(anchoring plaques)共同组成连接复合体(anchoring complexes),当角膜外伤等各种原因引起基底膜病变或损伤连接复合体中的任何结构时,可导致基底细胞无法黏附于基底膜,而出现角膜上皮细胞反复脱落[14,15](图 2-2-1)。

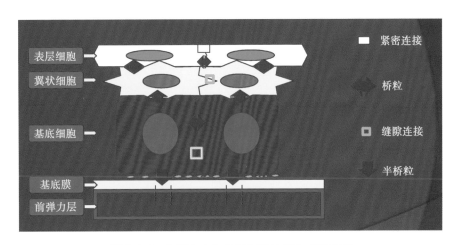

图 2-2-1　角膜上皮细胞层细胞连接方式模式图

(二)泪膜及角膜神经异常

角膜上皮细胞正常结构和功能的维持还有赖于覆盖其表面的"雨露"——泪膜的稳定,以及其所植根的"土壤"——角膜上皮下神经丛,泪膜和角膜神经可对角膜上皮细胞提供滋润、保护、营养和免疫调节作用,从而形成角膜上皮细胞、泪膜、角膜基质和神经三位一体,共同维系角膜上皮细胞正常的自我更新和损伤修复功能,当三者中任何一个环节出现问题都将会导致 CED 发生(图 2-2-2)。

1. 泪膜异常　泪膜异常最常表现为泪膜稳定性下降。泪膜是由脂质、水液和黏蛋白三大组分构成,共同维持泪膜的稳态,当构成泪膜任何一类组分的质或量发生病理改变时,比如泪腺或副泪腺分泌泪液减少、睑板腺分泌睑酯异常或结膜杯状细胞分泌黏蛋白异常,都将会导致泪膜稳态丧失,泪液蒸发过强,随之泪液渗透压增加会引起眼表炎症反应,炎症导致结膜杯状细胞受损后黏蛋白分泌的质或量变化,这将会进一步加重泪膜不稳定。角膜上皮失去泪膜的滋润和营养以及由于干眼诱发的眼表炎症反应,都将会导致角膜上皮细胞损伤的进一步加重。

2. 角膜神经异常　角膜上皮细胞层下分布有丰富的感觉神经纤维丛,可起到感知、保护和防御功能,同时角膜中的交感神经和副交感神经可释放多种神经递质,包括 P 物质、降

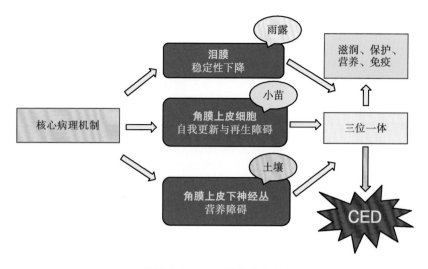

图 2-2-2　CED 的发病机制

钙素相关肽、神经肽 Y、血管活性肽、神经生长因子等,均对角膜上皮具有重要的营养、代谢和免疫调节作用[16]。当角膜感觉神经受损时,常导致难治性角膜炎的发生,如持续性角膜上皮缺损、神经营养性角膜溃疡和反复发作的角膜溃疡等。

❀ 要点总结 ❀

1. 导致 CED 发生的病因有先天性因素和后天性因素,但临床上以后天性因素为常见。
2. 角膜上皮细胞层存在细胞-细胞和细胞-基底膜之间的连接方式,主要是透过大量桥粒、黏着连接和缝隙连接而实现。
3. 角膜上皮损伤修复分三个阶段:上皮细胞增殖、移行和分化。
4. 导致 CED 的发病机制主要有角膜上皮细胞功能破坏、泪膜稳态破坏及角膜神经异常。

第三节
临床表现

一、病史

CED 患者既往常有角膜原发病、角膜外伤、长期滥用眼药水、长期配戴角膜接触镜、睑缘炎、眼部手术史、控制不佳的糖尿病或免疫性疾病等全身疾病。

二、症状

CED 患者的主诉或症状并无特异性,主要表现为角膜刺激症状,如眼红、眼痛、畏光、流泪、眼睑痉挛和视力下降等。

三、体征

虽然 CED 患者的症状并无特异性,但角膜病变却有其特殊表现。角膜病灶形态多种多样,一般病灶边界较清楚、病灶创面较干净,如果不能及时诊治,病灶进一步发展可形成角膜溃疡和反应性前房积脓。典型 CED 的角膜病灶可有以下表现。

1. 散在或融合成片的角膜上皮细胞点状缺损。
2. 角膜线状或假树枝状上皮病变。
3. 角膜飓风样上皮病变。
4. 角膜上皮片状缺损。
5. 角膜上皮反复糜烂或上皮缺损迁延不愈。
6. 角膜溃疡。
7. 反应性前房积脓,甚至角膜穿孔(图 2-3-1~图 2-3-5)。

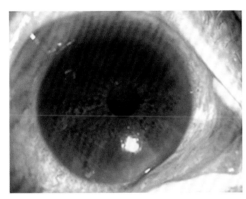 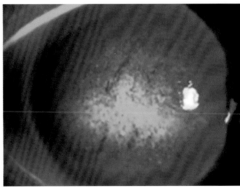

图 2-3-1　CED 的典型体征:角膜上皮细胞点状缺损

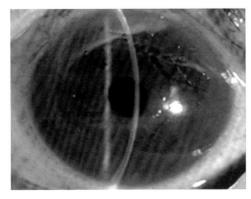 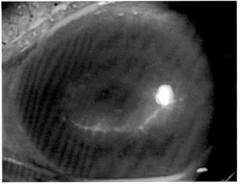

图 2-3-2　CED 的典型体征:线状或假树枝状上皮病变

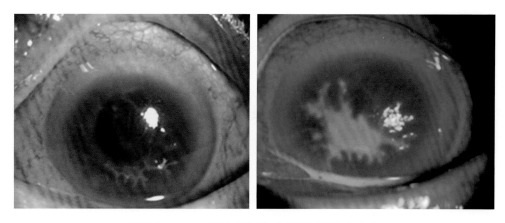

图 2-3-3　CED 的典型体征:角膜飓风样上皮病变

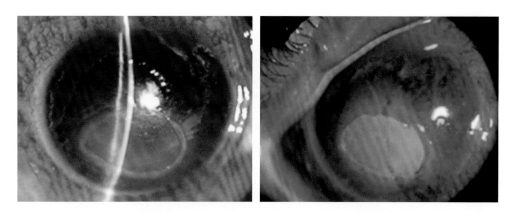

图 2-3-4　CED 的典型体征:角膜上皮片状缺损

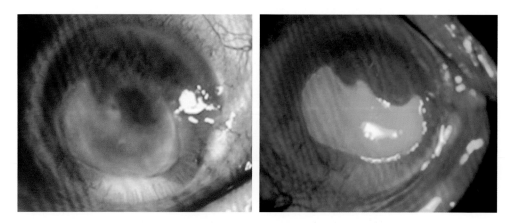

图 2-3-5　CED 的典型体征:角膜溃疡合并前房积脓

1. CED 患者症状并无特异性,主要表现为角膜刺激症状,即眼红、眼痛、畏光、流泪、眼睑痉挛和视力下降等。

2. CED 患者体征有特征性改变,主要表现为角膜病灶呈多样性改变,包括散在或融合成片的角膜上皮点状缺损、角膜线状或假树枝状上皮病变、角膜飓风样上皮病变、角膜上皮片状缺损、复发性角膜上皮糜烂、边界清楚的角膜溃疡等。

3. CED 角膜病灶的特点为边界较清楚、创面较干净。

第四节
眼科特殊检查和实验室检查

一、眼科特殊检查

(一) 眼前节光学相干断层扫描

采用高分辨率的眼前节光学相干断层扫描(optical coherence tomography,OCT)可了解和定量检测角膜病变的范围和深度,是 CED 重要的辅助检查和诊断依据(图 2-4-1)。

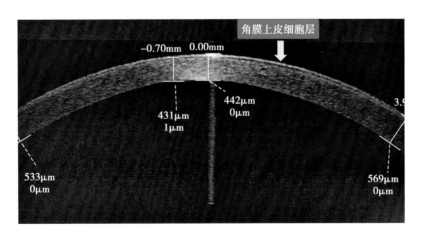

图 2-4-1　眼前节 OCT 角膜扫描成像

(二) 活体角膜激光共聚焦显微镜检查

采用活体角膜激光共聚焦显微镜检查(简称共聚焦检查)可在活体和细胞水平检测和了解角膜上皮缺损的范围、深度和病理形态改变,角膜上皮细胞层下神经纤维的病理形态改变,以及局部炎症细胞浸润,并可了解或排除是否有真菌或棘阿米巴等病原体感染(图 2-4-2)。

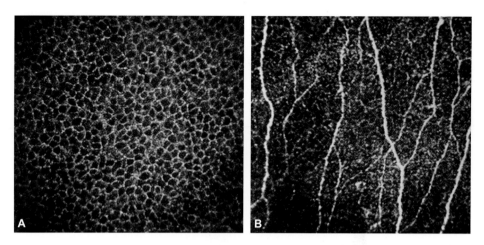

图 2-4-2　活体角膜激光共聚焦显微镜检查
A. 角膜上皮细胞层；B. 角膜上皮细胞层下的神经纤维丛。

二、实验室检查

（一）角膜涂片细胞学检查

对角膜病灶进行刮片和涂片，并进行革兰氏染色，在光学显微镜下可了解和排除有无细菌或真菌感染，以排除感染因素，为 CED 的鉴别诊断提供依据（图 2-4-3）。

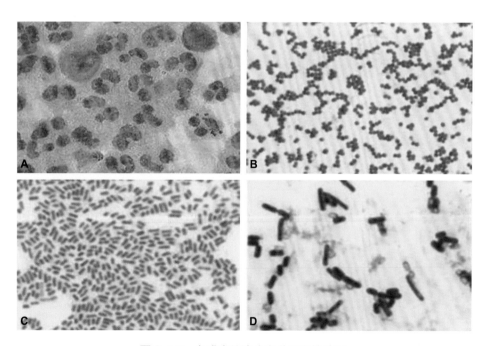

图 2-4-3　角膜病灶涂片光学显微镜检查
A. 革兰氏阴性球菌；B. 革兰氏阳性球菌；C. 革兰氏阴性杆菌；D. 革兰氏阳性杆菌。

（二）病原体培养

对角膜病灶进行细菌、病毒、真菌或棘阿米巴原虫等病原体培养,可了解和排除角膜感染性病变。病原体培养为阳性结果时可行相应的药物敏感试验,可为治疗药物的选择提供依据(图2-4-4)。

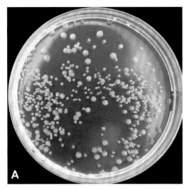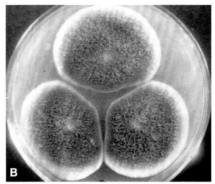

图2-4-4 病原体培养
A. 细菌培养;B. 真菌培养。

（三）分子生物学检查

利用分子生物学技术可在核酸水平和蛋白质水平对角膜病灶的细菌、真菌、病毒、寄生虫等所有病原微生物进行检测,从而确定或排除是否有角膜感染因素存在。同时,利用分子生物学技术可确定一些基因性疾病,比如角膜营养不良、角膜变性和一些先天性角膜疾病等。

在临床上较为常用的分子生物学技术有聚合酶链式反应(polymerase chain reaction, PCR),常用于病毒的检测和鉴定。免疫组织化学检查常用于疾病生物蛋白标志物检测。

高通量的宏基因组测序是目前较先进的规模性鉴定病原体的方法,它可全面和精准地对各类病原体进行定性和定量检测。因此,分子生物学检查是重要且有价值的诊断和鉴别诊断方法。

第五节
诊 断

一、角膜上皮细胞功能障碍的临床诊断依据

（一）发病特点

先天性 CED 多双眼发病;后天性 CED 多单眼发病,且与原发病密切相关。

（二）症状

CED 的症状并无特异性,一般不能作为临床诊断依据,但值得注意的是,当 CED 病情发展到角膜神经损伤阶段,患者的症状会减轻,病情却加重,出现所谓症状体征分离现象。

（三）体征

CED 临床确诊主要依靠角膜的典型体征。

1. 角膜病灶表现多种多样，但病灶边缘清楚、创面较干净是其特点。

2. 持续性角膜上皮点状缺失和糜烂、片状缺损，甚至溃疡形成。

3. 严重者可导致反应性前房积脓甚至角膜穿孔。

4. 如继发泪膜异常或角膜知觉减退，往往预示病情加重、治疗难度加大。

（四）辅助检查

1. 高分辨率的眼前节 OCT 可了解角膜上皮病变的范围和深度，是诊断 CED 的重要辅助检查方法。

2. 活体角膜激光共聚焦显微镜可在细胞水平了解角膜上皮细胞缺损和其下神经纤维的病理改变。

二、角膜上皮细胞功能障碍的诊断标准

在以上 4 个体征和 2 个辅助检查的诊断依据中，如单独存在体征中第 2 点角膜上皮细胞层典型病灶或辅助检查中第 1 点眼前节 OCT 发现角膜上皮病变，二者任意存在一个体征即可确诊为 CED。但单独存在辅助检查中第 2 点活体角膜激光共聚焦显微镜检查发现角膜上皮病变，则还需结合其他的诊断依据才能确诊为 CED[1]。

三、角膜上皮细胞功能障碍的临床分级

根据角膜上皮细胞缺损的范围和深度，可将 CED 分为轻、中、重三级[1]。

（一）轻度角膜上皮细胞功能障碍（Ⅰ期）

1. 散在角膜上皮细胞缺失。

2. 角膜荧光素染色表现为角膜上皮散在点状、点簇状、线状或假树枝状病变。

（二）中度角膜上皮细胞功能障碍（Ⅱ期）

1. 角膜上皮细胞层和基底膜全层缺损，但角膜前弹力层完好。

2. 角膜荧光素染色表现为融合成片的角膜上皮点染或片状缺损。

（三）重度角膜上皮细胞功能障碍（Ⅲ期）

1. 角膜上皮细胞层、基底膜和前弹力层完全缺失。

2. 角膜浅基质层部分缺损。

3. 角膜荧光素染色表现为边界清楚的角膜溃疡形成（图 2-5-1）。

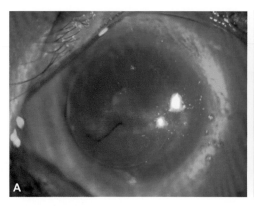
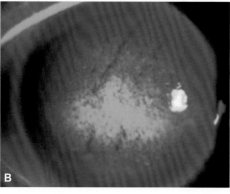

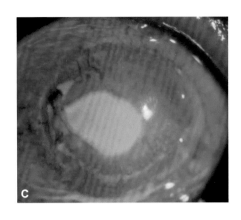

图 2-5-1　CED 分级
A. 轻度 CED,散在角膜上皮细胞缺失,表现为散在的角膜上皮点染;B. 中度 CED,角膜上皮细胞层和基底膜全层缺损,表现为融合成片的角膜上皮点染或片状缺损;C. 重度 CED,角膜上皮细胞层、基底膜和前弹力层完全缺失,且浅基质层部分缺损,表现为边界清楚的角膜溃疡形成。

第六节
鉴别诊断

一、角膜上皮细胞功能障碍与角膜缘干细胞功能障碍的鉴别

角膜缘干细胞功能障碍(limbal stem cell's dysfunction,LSCD)是一类较严重的眼表疾病。角膜缘干细胞定位在角膜缘上皮细胞层的基底细胞亚层中,主要发挥两个重要的生理功能。

1. 角膜缘干细胞通过增殖和分化最终形成成熟的角膜上皮细胞,是角膜上皮细胞自我更新和损伤修复的源泉——"种子"细胞。

2. 角膜缘干细胞定位在角膜缘处可起到堤坝作用,可有效阻拦角膜缘外的新生血管或异常结膜组织向角膜缘内生长,从而维持角膜的透明性和免疫赦免状态。当 LSCD 发生时,会出现特征性的角膜病变三联征:角膜新生血管化、角膜表面异常结膜上皮化并呈向心性生长、持续性的角膜上皮缺损或经久不愈的角膜溃疡。因此,LSCD 会导致角膜混浊、视力下降以及角膜移植术后排斥反应风险的增加。角膜上皮印迹细胞学检查,发现角膜上皮结膜化以及杯状细胞的存在是简便易行的临床辅助鉴别诊断方法。

而 CED 患者可出现持续的角膜上皮缺损或角膜溃疡,较少出现角膜新生血管和异常的结膜上皮化生,这是与 LSCD 的鉴别要点(图 2-6-1)。

二、角膜上皮细胞功能障碍与上皮型单纯疱疹病毒性角膜炎的鉴别

在临床上,上皮型单纯疱疹病毒性角膜炎(herpes simplex keratitis,HSK)是最容易与 CED 混淆而被误诊的,很多 CED 被误诊为 HSK(图 2-6-2)。CED 与上皮型 HSK 的鉴别诊断详见表 2-6-1。

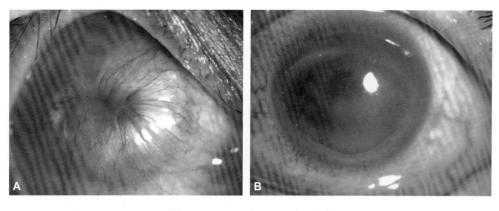

图 2-6-1　CED 与 LSCD 的鉴别
A. LSCD 典型表现为角膜缘内大量新生血管长入;B. CED 典型表现为边界较清楚、创面较干净的角膜上皮缺损或角膜溃疡。

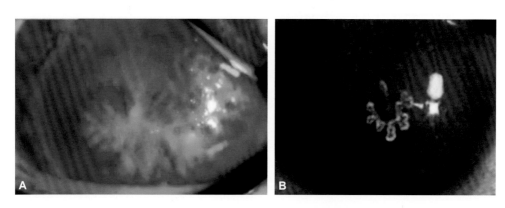

图 2-6-2　CED 与上皮型 HSK 的鉴别
A. CED 角膜病灶呈假树枝状或飓风样荧光素染色;B. HSK 角膜病灶末端膨大呈球形的真树枝状荧光素染色。

表 2-6-1　CED 与上皮型 HSK 的鉴别要点

鉴别要点	CED	上皮型 HSK
诱因	角膜外伤、手术、眼部滥用药物、糖尿病等	感冒、免疫力低下
发病部位	角膜各个部位均可发病,但以中下部显著和多发	角膜各个部位均可发病,但以中央区多见
角膜病变特点	角膜病灶持续不愈合,与感冒无关,角膜上皮糜烂,假树枝状合并末端尖细染色,飓风样染色,角膜溃疡边界清楚、创面较干净	角膜病灶反复发作,常与感冒相关,角膜上皮点状、树枝状合并末端膨大呈球形、地图状染色,炎症反应致角膜溃疡边界不清楚,创面不干净,有基质浸润、混浊、水肿、渗出、融解和坏死,严重者可致穿孔
治疗	抗病毒治疗无效且加重病情,应给予促角膜上皮损伤修复治疗,必要时手术治疗	抗病毒治疗有效

三、角膜上皮细胞功能障碍与感染性角膜炎的鉴别

严重的 CED,特别是伴有反应性前房积脓的溃疡型 CED 很容易与感染性角膜炎相混淆,难以鉴别。二者之间的主要鉴别有以下几点。

1. CED 角膜病灶边界较清楚,创面较干净,呈假树枝状或飓风样染色,前房积脓多为反应性的较稀薄积脓,角膜病灶涂片和病原体培养均为阴性,停用所有眼药水等局部损伤因素后病情有明显好转(图 2-6-3A)。

2. 感染性角膜炎多有角膜外伤史,其中细菌性角膜炎多发病急,病程进展较快,为浸润性角膜病灶,边界模糊,创面多伴有基质混浊、水肿、融解或坏死,甚至形成角膜溃疡和穿孔,严重者多伴有较稀薄的前房积脓。真菌性角膜炎具有典型的苔被状或牙膏状角膜病灶,并可伴有伪足或卫星灶,或角膜内皮斑和较黏稠的前房积脓(图 2-6-3B 、C)。

3. 角膜病灶涂片革兰氏染色和细菌或真菌培养可发现阳性结果,敏感抗生素治疗有效。

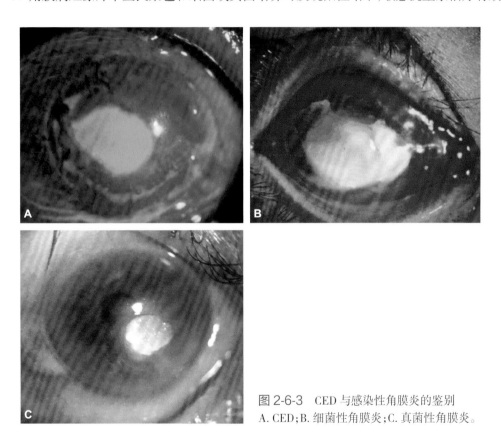

图 2-6-3　CED 与感染性角膜炎的鉴别
A. CED;B. 细菌性角膜炎;C. 真菌性角膜炎。

————≫ 要点总结 ≪————

1. CED Ⅰ期患者常被误诊为病毒性角膜炎,因此对于有危险因素存在的患者,如白内障术后,需特别注意角膜上皮细胞功能障碍的发生。

2. 有些早期 CED 患者行角膜染色时,最初并不见明显的角膜点簇状染色,嘱患者闭眼休息 1~2 分钟后,再裂隙灯观察可见明显的角膜上皮及上皮下浸染,这种现象高度提示角膜上皮屏障功能受损。

第七节
治　疗

一、治疗原则

1. 寻找可能的病因或致病因素,并加以去除。
2. 根据不同病变程度,选择针对性治疗方案。
3. 以眼局部治疗为主,促进角膜上皮损伤修复是一线治疗方案。
4. 有全身相关疾病者,应联合全身系统性疾病的治疗。
5. 病情严重或保守治疗无效时,应积极采取手术治疗。

二、治疗方案

（一）药物治疗

1. 促进角膜上皮损伤修复为一线治疗方案,常见有以下治疗措施。

（1）使用无防腐剂的人工泪液:无防腐剂的优质人工泪液,可稳定泪膜,改善眼表微环境,滋润和保护角膜上皮。

（2）给予促进角膜上皮损伤修复类药物

1）25%~50% 自体血清:根据病情每天 3~6 次。25%~50% 自体血清配置方法为,采自体静脉血离心后取上清液,以人工泪液作为溶剂稀释自体血清到 25%~50% 浓度,配置好的常用的自体血清放入 4℃冷藏备用,可持续使用 1 周;不常用的自体血清放入–20℃冻存备用,可保存 3 个月。具体配置方法及注意事项请参考相关专家共识[17]。自体血清可用于常规药物治疗效果欠佳的中度和重度 CED 患者。

2）小牛血去蛋白眼用凝胶和滴眼液:小牛血去蛋白眼用凝胶和滴眼液可提供大量细胞生长因子,如表皮生长因子和成纤维细胞生长因子等来促进眼表上皮细胞损伤的修复,是目前促眼表上皮损伤修复的一线用药。该药的用法为每天 4~6 次,病情控制后,逐渐减少次数。

3）重组人表皮生长因子滴眼液:主要为促进眼表上皮修复的制剂,该药的用法为每天 4~6 次,病情控制后,逐渐减少次数。

4）重组牛碱性成纤维细胞生长因子滴眼液:主要为促进眼表上皮和基质损伤修复的制剂。该药的用法为每天 4~6 次,病情控制后,逐渐减少次数。

2. 预防角膜感染的药物　角膜上皮细胞层是眼球的第一道保护屏障,当角膜上皮细胞受损伤时,保护屏障被破坏,容易导致角膜感染。因此,选择对角膜上皮损伤较小的左氧氟沙星、妥布霉素和红霉素等抗生素滴眼液,预防角膜感染的发生也是非常重要的措施,但仍需注意,避免长期使用高浓度或高频率使用抗生素滴眼液,以免对角膜上皮造成损伤。

3. 抗炎制剂　眼表炎症是导致 CED 发生和发展的重要病因。而长期 CED 无法治愈时常合并严重干眼,也会引起眼表上皮细胞释放炎症因子,导致眼表炎症反应的加重和发展。因此,抗炎是治疗伴有炎症反应 CED 的重要措施。眼表抗炎制剂主要包括糖皮质激素、免疫抑制剂和非甾体抗炎药等三大类。

（1）糖皮质激素：对于伴有严重炎症反应的 CED 可采用糖皮质激素治疗。糖皮质激素使用原则为低浓度、短疗程，炎症反应控制后应及时停药。对于眼表炎症反应重者，可应用高浓度糖皮质激素短期冲击治疗后逐步替换为低浓度糖皮质激素。使用频率及用药时间视眼表炎症反应的严重程度而定，每天 1~4 次，炎症反应减轻后应逐渐减量或停药，不作为长期维持用药。糖皮质激素使用期间应注意药物的副作用，如眼压升高、并发白内障、继发感染和基质融解等。

（2）免疫抑制剂：临床上常用于眼表抗炎的免疫抑制剂包括环孢素和他克莫司。环孢素和他克莫司均是特异性 T 淋巴细胞免疫抑制剂，可同时抑制 T 淋巴细胞活化和促进 T 淋巴细胞凋亡，从而控制 T 淋巴细胞介导的免疫相关炎症反应。因免疫抑制剂特异性作用于 T 淋巴细胞，可避免如糖皮质激素长期使用导致的眼压升高、并发性白内障和继发性感染等广泛副作用，特别是低浓度的免疫抑制剂长期使用安全性较高。

CED 患者常合并严重干眼，二者相互影响而使病情迁延不愈。低浓度的环孢素滴眼液可特异性地抑制眼表炎症反应而促进结膜杯状细胞结构和功能的恢复；同时可减少泪腺和睑板腺的腺体上皮细胞凋亡而维持各腺体的正常功能，从而通过其抗炎的核心机制促进泪液脂质、水液和黏蛋白三大组分的正常构成，进而恢复和维持泪膜稳态来治疗与 CED 相关的干眼。低浓度环孢素滴眼液使用频率多为每天 2~3 次，中长期维持用药可考虑优先选择不含防腐剂的 0.05% 环孢素滴眼液。

（3）非甾体抗炎药：具有外周镇痛及消炎作用，抗炎作用低于糖皮质激素。具有对糖皮质激素不良反应的高危患者和伴有炎症性疼痛患者可选用非甾体抗炎药。该类药物使用频率一般为每天 2~4 次，用药时间视病情控制情况而定。虽然药品制作工艺和技术不断提升，使非甾体抗炎药的副作用不断减小，但药物使用期间依然需注意非甾体抗炎药对眼表上皮的毒性反应和基质融解等副作用，该药不建议长期使用。

4. 促进角膜神经损伤修复的药物　如果伴有角膜神经损伤和角膜知觉减退，可眼局部用药或全身用药来促进神经损伤的修复，如全身应用维生素 B_1、甲钴胺或胞磷胆碱，全身和眼部使用神经生长因子等。

5. 全身用药　口服维生素 C 和维生素 B_2 也可促进角膜上皮损伤的修复。

（二）非药物治疗

1. 角膜绷带镜、巩膜镜和眼包扎治疗

（1）角膜绷带镜：片状角膜上皮缺损合并知觉下降者往往预示着病情严重、治疗难度加大。对这类患者在治疗上需加强促角膜上皮损伤修复治疗的措施，除依照上面的药物治疗外，可采用佩戴角膜绷带镜，对眼球进行制动和促进角膜上皮修复。

（2）巩膜镜：巩膜镜是近年来用于临床的新型隐形眼镜，它的直径较大，一般为 14mm，镜片边缘着陆于巩膜面且不与角膜接触，在镜片与眼表之间可形成一空隙存储泪液，透氧率较高。因此，对于干眼、角膜暴露、角膜神经营养障碍、手术源性和药源性 CED 均有较好的治疗效果。

（3）眼包扎：如果角膜上皮缺损行角膜绷带镜治疗效果欠佳时，也可考虑双眼或单眼包扎进行加强治疗，其主要目的是将眼部制动，减少眼睑对角膜上皮的机械性摩擦和损伤，从而促进角膜上皮损伤的修复。

一般眼部用抗生素眼膏和促角膜上皮修复眼用凝胶后行眼包扎治疗 1~2 天，然后打开包扎行角膜检查来评估角膜上皮修复情况。需注意眼包扎最长时间不超过 48 小时，否则容易引起角膜缺氧导致丝状角膜炎的发生,儿童眼包扎时间过长也容易导致形觉剥夺性弱视,同时长时间眼包扎也影响对角膜病灶的密切观察。

2. 手术治疗

（1）手术方法:保守治疗无效甚至病情加重时应积极采取手术治疗。

1）临时性或永久性睑缘缝合,或医用胶带封闭眼睑。

2）羊膜移植术。

3）结膜瓣遮盖术。

4）角膜上皮清创联合基底膜穿刺术。

5）准分子激光治疗性角膜切削术（phototherapeutic keratectomy,PTK）。

6）角膜移植术。

（2）手术方式的选择:应根据患者 CED 严重程度不同选择恰当的手术方式。

1）角膜上皮缺损常采用羊膜移植手术,严重患者可能需要多次羊膜移植才能促进角膜上皮痊愈。

2）暴露因素导致的 CED 则常采用临时性或永久性睑缘缝合来保护角膜,促进角膜上皮缺损或角膜溃疡的愈合,避免角膜穿孔。

3）角膜小溃疡或微穿孔可采用羊膜填塞术,或结膜瓣遮盖。

4）较大溃疡和穿孔时则需行角膜移植,根据角膜病变的范围和深度,可选择板层角膜移植或穿透性角膜移植。

5）对于角膜上皮基底膜功能异常导致的 CED,如丝状角膜炎或复发性角膜上皮糜烂,可采用角膜上皮清创联合基底膜穿刺术或 PTK 来加强基底膜功能,从而提升角膜上皮细胞在基底膜的黏附能力,达到有效治疗顽固性 CED 的目标。

总之,应根据 CED 临床分级给予患者不同分级治疗方案,具体步骤详见表 2-7-1。

表 2-7-1　CED 临床分级治疗方案

损伤分级	治疗方案
轻度 CED	促角膜上皮修复治疗为主（一线治疗方案）:日间眼局部使用优质人工泪液、小牛血去蛋白提取物眼用凝胶、细胞生长因子滴眼液等点眼,夜间使用抗生素眼膏或凝胶保护角膜
中度 CED	在轻度 CED 治疗方案的基础上,增加物理性辅助治疗方法:眼包扎或使用角膜绷带镜,夜间加用促角膜上皮修复的眼用凝胶
重度 CED	可选用自体血清,必要时考虑手术介入,包括羊膜移植、结膜瓣遮盖、睑缘缝合、角膜上皮清创联合基底膜穿刺术和 PTK 等

第八节
典型病例分析

一、病例 1:白内障术后角膜上皮细胞功能障碍

病史:患者女性,67 岁,左眼白内障术后眼红、眼痛、异物感伴视力下降 5 个月而就诊。

患者 5 个月前在当地医院行左眼白内障超声乳化吸除+人工晶状体植入术,术后视力曾提高到 0.8,一直给予抗生素滴眼液和糖皮质激素滴眼液点眼治疗。术后 1 个月出现左眼红痛伴异物感和视力下降,诊断为"左眼病毒性角膜炎",加用抗病毒滴眼液治疗 4 个月后病情进一步加重,遂来我院就诊。

眼部查体:左眼视力(VOS)0.05,无法矫正,泪膜破裂时间(tear breakup time,TBUT)为 1 秒,结膜混合性充血,角膜中央区呈飓风样荧光素染色病灶,病灶创面较干净,边界较清晰(图 2-8-1A、B)。

临床诊断:根据患者年龄较大,眼部白内障手术史,眼部长期滥用眼药病史,以及边界清楚的飓风样角膜病灶的特征,该患者诊断为"左眼手术源性和药源性 CED(中度)"。

治疗与随访:停用所有滴眼液,小牛血去蛋白提取物眼用凝胶和左氧氟沙星眼膏眼包扎治疗 1 周后,改用人工泪液、重组牛碱性成纤维细胞生长因子滴眼液和小牛血去蛋白提取物眼用凝胶治疗 2 周,角膜病灶由最初严重的飓风样染色减轻为线状染色和无染色痊愈(图 2-8-1C~F),左眼裸眼视力提高至 0.6,TBUT 增加至 8 秒。

病例要点分析:分析该病例白内障术后导致 CED 发生有多重因素:①术中操作对角膜上皮细胞的机械性损伤;②手术中表面麻醉药物的使用;③尤其术后长达 5 个月的大量眼药水的长期滥用造成的药源性角膜上皮病变是导致 CED 的重要原因。在预防上,应强调手术者在整个围手术期对于角膜上皮的保护,减少术中操作对角膜上皮细胞的机械性损伤,以及在围手术期关注和减少药物对眼表的损害。在治疗上,须停用既往所有滴眼液,并加强促角膜上皮损伤修复的治疗措施,可药物治疗联合佩戴角膜绷带镜或眼包扎等物理治疗,必要时需手术治疗。

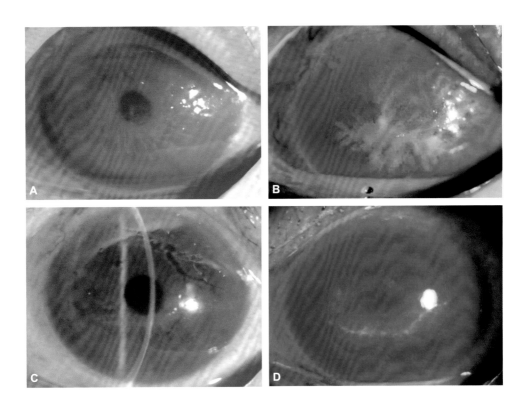

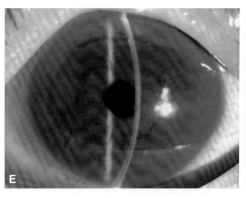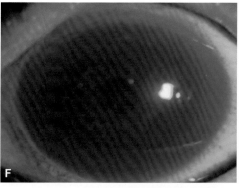

图 2-8-1 白内障术后 CED

A、B. 为治疗前角膜病灶呈飓风样染色；C、D. 为治疗 1 周后角膜病灶好转呈线状染色；E、F. 为治疗 3 周后角膜无染色痊愈。

二、病例 2：药源性角膜上皮细胞功能障碍

病史：患者男性，55 岁，右眼反复红痛、异物感伴视力下降 1 年余而就诊。患者 1 年前因右眼红痛、异物感，在当地医院诊断为"右眼病毒性角膜炎"，给予抗病毒滴眼液和糖皮质激素滴眼液持续治疗，后眼压升高又加用马来酸噻吗洛尔滴眼液持续治疗 1 年余，眼部症状无好转并逐渐加重，伴视力下降。

眼部查体：右眼视力（VOD）0.02，无法矫正，右眼结膜充血，角膜上皮大片缺损，创面边缘上皮水肿隆起，荧光素染色阳性，边界清楚，角膜创面干净（图 2-8-2A~D）。

临床诊断：根据患者长达 1 年滥用多种眼药水的病史、边界清楚且创面干净的片状角膜上皮缺损的特征，患者诊断为"右眼药源性 CED（重度）"。

治疗与随访：停用所有眼药水，并予 2 次羊膜移植手术，持续佩戴角膜绷带镜，点用重组牛碱性成纤维细胞生长因子滴眼液和小牛血去蛋白提取物眼用凝胶治疗 45 天后角膜上皮完全愈合，但遗留角膜云翳，裸眼视力为 0.2，无法矫正（图 2-8-2E、F）。

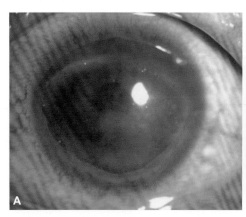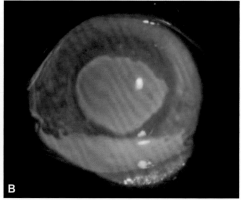

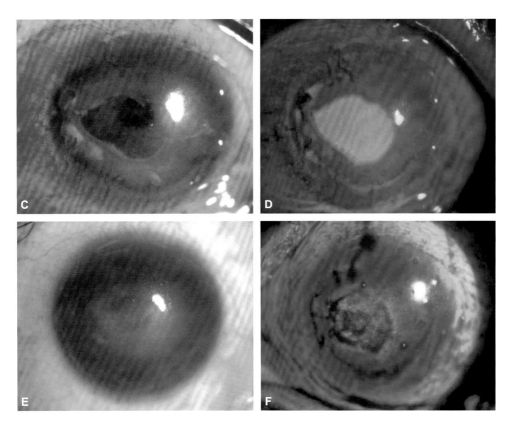

图 2-8-2　药源性 CED

A、B. 治疗前,角膜上皮大片缺损,创面边缘上皮水肿隆起,荧光素染色阳性,边界清楚,角膜病灶创面较干净;C、D. 第 1 次羊膜移植术后,角膜上皮缺损范围缩小;E、F. 2 次羊膜移植术后角膜上皮缺损完全愈合,遗留角膜云翳。

病例要点分析:该病例导致 CED 发生的原因是长期和高频率滥用多种眼药水,眼药水中所含的药物本身和防腐剂对角膜的毒性反应是重要因素。在预防上,要注意药物对眼表上皮细胞的毒性反应。在治疗上,须停用既往所有滴眼液,并加强促角膜上皮损伤修复的治疗措施,可药物治疗联合佩戴角膜绷带镜或眼包扎等物理治疗,严重患者可能需积极的手术治疗。

三、病例 3:糖尿病相关角膜上皮细胞功能障碍

病史:患者男性,62 岁,因右眼红、视力下降 3 个月就诊。患者 3 个月前开始右眼红,视力逐渐下降,但眼痛不明显,当地医院诊断为"右眼病毒性角膜炎",给予抗病毒滴眼液、糖皮质激素滴眼液和促角膜上皮修复类滴眼液持续治疗 3 个月无好转并加重而来我院就诊。患者既往有 17 年糖尿病病史,且血糖控制不佳。

眼部查体:VOD 0.05,视力无法矫正。右眼结膜充血,中央角膜上皮片状缺损,创面较干净,边界较清楚,荧光素染色阳性,角膜知觉试验显示角膜知觉明显减退(图 2-8-3A、B)。

临床诊断:根据患者有 17 年糖尿病病史,且血糖控制不佳,角膜呈片状上皮缺损,边界清楚和创面较干净,角膜知觉明显减退,因此考虑诊断为"右眼糖尿病性角膜病变,右眼 CED"。

治疗与随访:在控制好血糖的情况下,遂予羊膜移植手术 1 次,并加用重组牛碱性成纤维细胞生长因子滴眼液和小牛血去蛋白提取物眼用凝胶促进角膜上皮修复。术后 14 天羊膜融解,角膜上皮完全愈合(图 2-8-3C、D)。

病例要点分析:该病例发生持续性 CED 的原因主要是由血糖控制不佳的糖尿病引起的糖尿病性角膜病变,并可能伴有糖尿病相关神经病变导致的神经营养性角膜病变,从而出现经久不愈的 CED。在治疗上,应注意控制好血糖非常关键,加强促进角膜上皮损伤修复治疗,促进神经损伤修复的全身和眼局部治疗药物也可选用。目前糖尿病相关 CED 新的局部治疗药物有玻璃酸钠+胰岛素(每毫升玻璃酸钠加胰岛素 1~2 单位),可在临床上试用[18]。但药物治疗效果欠佳时应积极采取手术治疗。

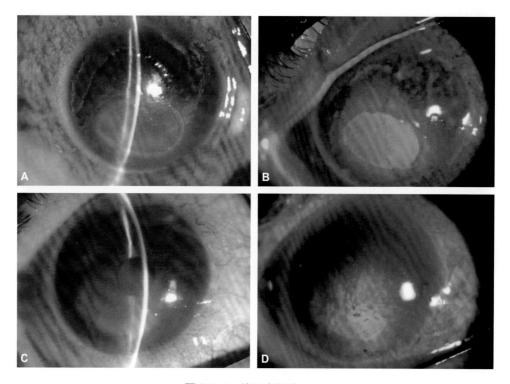

图 2-8-3 糖尿病相关 CED

A、B. 手术治疗之前,角膜中下部上皮缺损,创面较干净,边界较清楚并伴上皮水肿隆起,荧光素染色阳性,角膜知觉明显减退;C、D. 羊膜移植术后 14 天,羊膜融解,角膜上皮完全愈合,但角膜基质遗留浅层云翳。

(王 华 陈佑祺 李强翔)

参考文献

1. 中华医学会眼科学分会角膜病学组. 我国角膜上皮损伤临床诊治专家共识(2016 年). 中华眼科杂志,2016,52(9):644-648.
2. 史伟云. 角膜. 北京:人民卫生出版社,2018.
3. SACK R A,NUNES I,BEATON A,et al. Host-defense mechanism of the ocular surfaces. Biosci Rep,2001,21

（4）：463-480.

4. LEONG Y Y，TONG L. Barrier function in the ocular surface：From conventional paradigms to new opportunities. Ocul Surf，2015，13（2）：103-109.

5. SUZUKI K，SAITO J，YANAI R，et al. Cell-matrix and cell-cell interactions during corneal epithelial wound healing. Prog Retin Eye Res，2003，22（2）：113-133.

6. SUZUKI K，TANAKA T，ENOKI M，et al. Coordinated reassembly of the basement membrane and junctional proteins during corneal epithelial wound healing. Invest Ophthalmol Vis Sci，2000，41（9）：2495-2500.

7. GIPSON I K，SPURR M S J，TISDALE A S. Anchoring ffbrils form a complex network in human and rabbit cornea. Invest Ophthalmol Vis Sci，1987，28（2）：212-220.

8. TAKAHASHI M，FUJIMOTONT，HONDA Y，et al. Immunoelectron microscopy of E-cadherin in the intact and wounded mouse corneal epithelium. Acta Histochem Cytochem，1991，24：619-623.

9. HYNEA R O. Integrins：Bidirectional，allosteric signaling machines. Cell，2002，110（6）：673-687.

10. NISHIDA T，NAKAGAWA S，WATANABE K，et al. A peptide from ffbronectin cell-binding domain inhibits attachment of epithelial cells. Invest Ophthalmol Vis Sci，1988，29（12）：1820-1825.

11. BROCKMANN T，WALCKLING M，BROCKMANN C，et al. Corneal wound healing-Pathophysiology and principles. Ophthalmologe，2021，118（11）：1167-1177.

12. LI D Q，TSENG S C. Three patterns of cytokine expression potentially involved in epithelial-ffbroblast interactions of human ocular surface. J Cell Physiol，1995，163（1）：61-79.

13. AUERBACH R，LEWIS R，SHINNERS B，et al. Angiogenesis assays：a critical overview. Clin Chem，2003，49（1）：32-40.

14. TORRICELLI A A，Singh V，SANTHIAGO M R，et al. The corneal epithelial basement membrane：structure，function，and disease. Invest Ophthalmol Vis Sci，2013，54（9）：6390-6400.

15. FUKUDA K，CHIKAMA T，NAKAMURA M，et al. Differential distribution of subchains of the basement membrane components type IV collagen and laminin among the amniotic membrane，cornea，and conjunctiva. Cornea，1999，18（1）：73-79.

16. BARRIENTOS S，STOJADINOVIC O，GOLINKO M S，et al. Growth factors and cytokines in wound healing. Wound Repair Regen，2008，16（5）：585-601.

17. 中华医学会眼科学分会角膜病学组. 中国自体血清滴眼液治疗角膜及眼表疾病专家共识（2020 年）. 中华眼科杂志，2020，56（10）：735-740.

18. WANG A L，WEINLANDER E，Brandon M M，et al. The use of topical insulin to treat refractory neurotrophic corneal ulcers. Cornea，2017，36（11）：1426-1428.

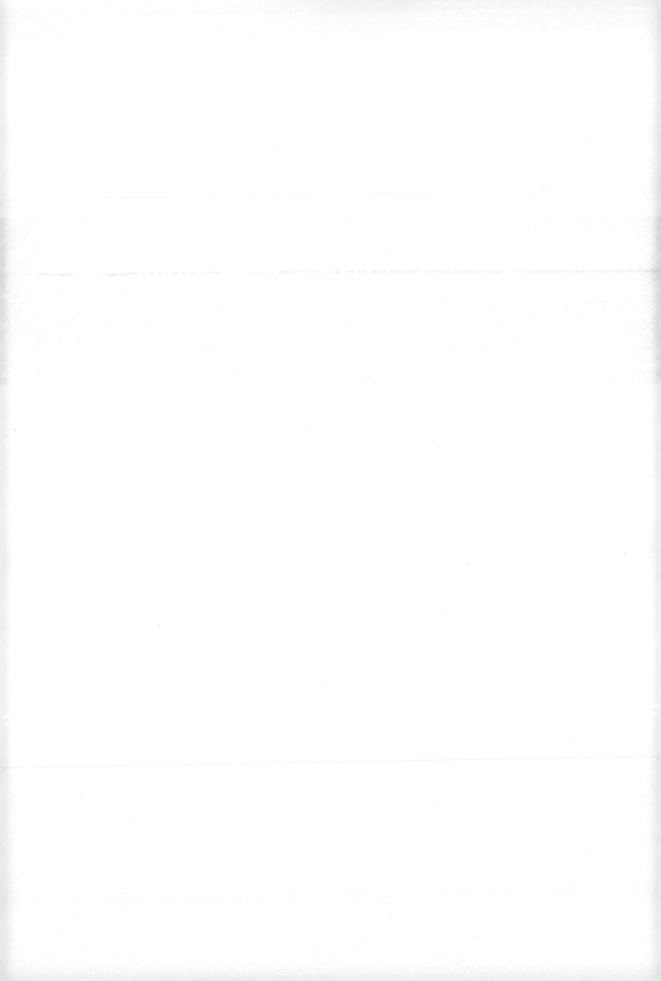

第二篇　角膜上皮细胞功能障碍各论

第三章　先天性角膜上皮细胞功能障碍

一、定义

先天性角膜上皮细胞功能障碍（congenital corneal epithelial dystrophy），主要包括先天性角膜上皮营养不良及先天性角膜上皮细胞基底膜营养不良，是一组大部分由遗传因素引起的角膜中异常物质沉积的非炎症性疾病。其临床表现为多种形态的角膜上皮及基底膜混浊，患者可以是无症状的，也可出现间歇性畏光、流泪、眼干及异物感。多数患者病程缓慢进展，但也有病例病情终身不发展。当出现不规则散光时，可引起视力减退，长期发展可严重影响视力。治疗措施主要根据病情严重程度从保守对症治疗到角膜移植[1]。

二、病因与发病机制

该病病因以遗传性因素为主，包括常染色体显性遗传、伴 X 染色体显性遗传等多种遗传方式；也可由基因突变导致（表 3-0-1）[2-5]；目前仍有部分分型无明显遗传学证据。

表 3-0-1　先天性角膜上皮细胞功能障碍相关遗传方式和基因定位

类型	遗传方式	基因定位	编码蛋白
EBMCD	常染色体隐性遗传	5q31	TGFβ1
MECD	常染色体隐性遗传	12q13 和 17q21	角蛋白 K3 和角蛋白 K12
LECD	伴 X 染色体隐性遗传	Xp22.3	—
GDLD	常染色体隐性遗传	1p32	TACSTD2
TBCD	常染色体隐性遗传	5q31	TGFβ1
LCD	常染色体隐性遗传	5q31	角蛋白

注：EBMCD，epithelial basement membrane corneal dystrophy，上皮细胞基底膜营养不良；MECD，Meesmann epithelial corneal dystrophy，Meesmann 上皮型角膜营养不良；LECD，Lisch epithelial corneal dystrophy，Lisch 上皮型角膜营养不良；GDLD，gelatinous drop-like dystrophy，胶滴状角膜营养不良；TBCD，Thiel-Behnke corneal dystrophy，Thiel-Behnke 角膜营养不良；LCD，lattice-like corneal dystrophy，网格状角膜营养不良。

三、临床表现特征

（一）上皮及上皮下角膜营养不良

1. 上皮细胞基底膜营养不良（epithelial basement membrane corneal dystrophy，EBMCD）

又名 Cogen 微囊状角膜营养不良（Cogen microcystic corneal dystrophy）或地图状-点状-指纹状营养不良（map-dot-finger print corneal dystrophy），曾经也被称为基底前膜营养不良。

上皮细胞基底膜营养不良是先天性角膜上皮细胞功能障碍中最常见的病因，由上皮基底膜异常增生，并长入上皮细胞层，导致上皮层异常所致，多双眼发病，但形态各异且不对称，严重者可导致视力下降；该病常见于成人，多 30 岁后发病。

临床主要表现为复发性角膜上皮糜烂（约 10%），其特征是上皮下微囊肿，点状、油滴状、指纹状或地图样改变[6]（图 3-0-1）。

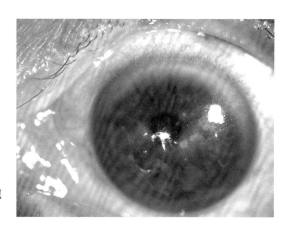

图 3-0-1　角膜上皮细胞
基底膜营养不良

2. Meesmann 上皮型角膜营养不良（Meesmann epithelial corneal dystrophy，MECD）　MECD 是角膜上皮细胞功能障碍罕见的病因，该病旧称幼年遗传性上皮营养不良，病灶主要聚集在上皮细胞质和上皮基底膜中。临床表现为双侧发病，通常发生在儿童早期，进展缓慢。早期角膜中央区域出现毫米级点状半透明上皮微空泡，多呈螺旋状或楔形，多无症状；随病情发展，病灶扩散至整个角膜，上皮内水泡破裂可导致流泪、畏光、刺激感和视力下降；预后一般较好，很少导致失明[6,7]。

3. Lisch 上皮型角膜营养不良（Lisch epithelial corneal dystrophy，LECD）病变可为单侧或双侧，通常无症状或进展缓慢，是角膜上皮细胞功能障碍罕见的病因。其临床表现特征为灰色、带状、棒状、羽毛状或螺旋状的角膜上皮混浊，通常从角膜外围向中心发展。通常不会出现复发性角膜上皮糜烂，只有在角膜混浊时才会出现视物模糊、视力下降等症状；该病仅在疾病反复发作、影响视功能时才需进行治疗[6]。

4. 胶滴状角膜营养不良（gelatinous drop-like corneal dystrophy，GDLD）　GDLD 是一种双侧对称性角膜疾病，是角膜上皮细胞功能障碍少见的病因；通常在 8~18 岁之间发病；其临床表现特点是角膜上皮下凝胶状淀粉样蛋白物质的基质沉积，主要呈四种外观：带状角膜病变、基质混浊、金橘样外观和桑葚样外观。桑葚样外观和带状角膜病变多发生在疾病早期至中期，而金橘样外观常发生在疾病晚期。患者多出现复发性角膜上皮糜烂和/或视力进行性下降，严重时出现明显畏光、异物感等刺激症状；首选治疗是浅层板层角膜切除+板层角膜移植术[6]。

5. 上皮下黏液性角膜营养不良（subepithelial mucinous corneal dystrophy，SMCD）　该病是角膜上皮细胞功能障碍罕见的病因，其临床特征最不明确，主要表现为双侧角膜中央区上皮下混浊,以及上皮下纤维样物质沉积;患者在儿童期即可出现复发性角膜上皮糜烂,随病情发展出现进行性视力下降;与复发性上皮糜烂性角膜营养不良相反,该类型症状往往在青春期得以减轻甚至消退[6,8]。

6. 复发性上皮糜烂性角膜营养不良(epithelial recurrent erosion dystrophies,EREDs)　该病是角膜上皮细胞功能障碍较为多见的病因,临床表现为儿童期即可出现复发性角膜上皮糜烂,到中年时严重程度减轻。50% 的病例并发弥漫性上皮下纤维化,最终导致中央角膜混浊和视功能障碍;活体角膜激光共聚焦显微镜检查显示 Bowman 层缺失伴上皮下神经异常[6]。

上皮及上皮下角膜营养不良分型和临床表现特征见表 3-0-2。

表 3-0-2　上皮及上皮下角膜营养不良分型和临床表现特征

分类	裂隙灯显微镜下表现	临床表现	发病时间
**EBMCD	上皮下微囊肿,点状、指纹状或地图样改变	可引起复发性角膜上皮糜烂(约 10%),常见视力下降,多双眼发病,但形态各异且不对称	常见于成人发病
MECD	许多上皮内微小水泡,多呈螺旋状或楔形图案,镜下常见不同形状弥漫性灰色混浊	通常无症状,但上皮内水泡破裂可导致流泪、畏光、刺激感和视力下降	儿童早期多见
LECD	灰色、带状、棒状、羽毛状或螺旋状混浊	常为无痛性轻度视力下降	—
GDLD	角膜上皮下凝胶状淀粉样蛋白物质的基质沉积:带状角膜病变、基质混浊、金橘样外观和桑葚样外观	复发性角膜上皮糜烂和/或视力进行性恶化	通常发病在 8~18 岁
SMCD	上皮下混浊和与纤维物质上皮下沉积物相对应的混浊,大多位于角膜中央	复发性角膜上皮糜烂,随后出现进行性视力丧失	儿童期多见,青春期消退
*EREDs	光学显微镜检查显示形成瘢痕疙瘩,活体角膜激光共聚焦显微镜检查显示 Bowman 层缺失伴上皮下神经异常	儿童期复发性角膜上皮糜烂,中年时可并发弥漫性上皮下纤维化,最终导致中央角膜混浊和视力损害	—

注:** 最常见,* 多见。

(二)上皮-基质型角膜营养不良

上皮-基质型角膜营养不良包括 Reis-Bücklers 角膜营养不良(Reis-Bücklers corneal dystrophy,RBCD)、Thiel-Behnke 角膜营养不良(Thiel-Behnke corneal dystrophy,TBCD)、网格状角膜营养不良(lattice-like corneal dystrophy,LCD)的经典型和变异型,以及颗粒状角膜营养不良(granular corneal dystrophy,GCD)的 I 型及 II 型[6,9](图 3-0-2,图 3-0-3)。上皮-基质型角膜营养不良分型及临床表现特征见表 3-0-3。其中,GCD 及 RBCD 较多见并发 CED,但 RBCD 并发 CED 时往往见于儿童。不同类型的角膜营养不良可因年龄及人种差异而导致发病率有显著差异。

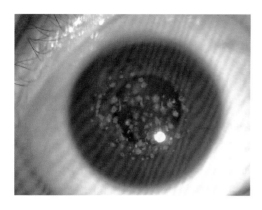

图 3-0-2 颗粒状角膜营养不良
角膜基质层有较均一灰白色颗粒状混浊。

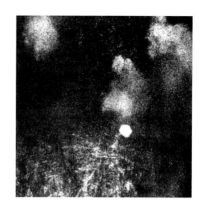

图 3-0-3 活体角膜激光共聚焦显微镜下颗粒状角膜营养不良
表现为角膜基质细胞结构不清,细胞排列紊乱,基质层的混浊物呈点团状、短棒状多形性强反光。

表 3-0-3 上皮-基质型角膜营养不良分型及临床表现特征

分类	裂隙灯显微镜下表现	临床表现
RBCD	弥漫性混浊,有明显的中断	为复发性角膜上皮糜烂,可有视力下降,表现类似于 EMBCD,但常见于儿童
TBCD	点状混浊,可形成蜂窝状或网状的大片混浊,角膜表面可有不规则隆起	与 RBCD 类似,但进展较为缓慢
LCD	分枝状混浊	可有复发性角膜上皮糜烂,至中年可出现明显视力下降
GCD Ⅰ型	点状混浊,多侵入角膜前弹力层	眩光和畏光,复发性角膜上皮糜烂,可致视力下降
GCD Ⅱ型	不交叉的短线	为复发性角膜上皮糜烂,可有视力下降

注:传统分类方法将 LCD 分为Ⅰ型及Ⅱ型,但根据最新标准,LCD Ⅱ型不再归为角膜营养不良,因为它主要是一种具有眼科特征的全身性疾病,现多称家族性淀粉样多神经病(familial amyloid polyneuropathy,FAP)Ⅳ型或 Meretoja 综合征,全身症状包括由于神经淀粉样蛋白浸润导致的神经病变、面瘫和极度皮肤松弛等。

(三)角膜基质营养不良

角膜基质营养不良包括斑状角膜营养不良(macular corneal dystrophy,MCD)、Schnyder 角膜营养不良(Schnyder corneal dystrophy,SCD)、先天性基质型角膜营养不良(congenital stromal corneal dystrophy,CSCD)、斑点状角膜营养不良(fleck corneal dystrophy,FCD)(图 3-0-4)、后部无定形角膜营养不良症(posterior amorphous corneal dystrophy,PACD)、后弹力层前角膜营养不良(pre-Descemet corneal dystrophy,PDCD)、Francois 中央云雾性角膜营养不良(central cloudy dystrophy of Francois,CCDF)。

部分角膜基质营养不良发展至中后期时可累及角膜上皮细胞层,从而导致角膜上皮细胞功能障碍,临床主要表现为复发性角膜上皮糜烂等(图 3-0-4~图 3-0-6)。角膜基质营养不良分型及临床表现特征见表 3-0-4,其中 MCD 最常见并发 CED,但多为轻度。

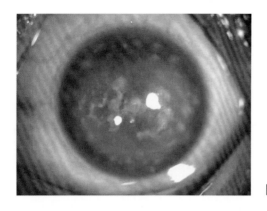

图 3-0-4 斑状角膜营养不良

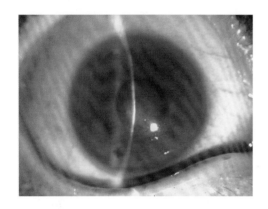

图 3-0-5 Schnyder 角膜营养不良

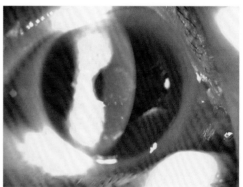

图 3-0-6 后部无定形角膜营养不良症

表 3-0-4 角膜基质营养不良分型及临床表现

分类	裂隙灯显微镜下表现	临床表现	发病时间
MCD	角膜混浊和颗粒状毛玻璃样混浊,常表现与 GCD 相似	严重视力丧失和畏光,以及轻度角膜上皮糜烂,角膜变薄	常见于 20~30 岁
SCD	早期表现为角膜中央区上皮下结晶样沉积物,不对称沉积物累及全基质层,有时累及内皮细胞层,基质雾状混浊,并发展为环状结构,弓形脂质沉积可在病程晚期出现	视物模糊、眩光感、角膜敏感性降低;还可表现为高胆固醇血症和其他全身性脂质疾病,如脂肪瘤和黄色瘤等	常见于 20~30 岁
CSCD	对称性、白色片状角膜基质混浊	严重的视力丧失;一些患者表现为斜视和/或开角型青光眼	—
FCD	角膜细胞胞质中出现空泡,白色椭圆形小头皮屑样混浊	大部分患者无临床表现或仅有轻度畏光	—
PACD	角膜后基质层较混浊,呈灰色,有时完全不透明,角膜通常更薄和更平坦	虹膜角膜粘连和角膜变薄,但青光眼的症状并不典型。视力轻度受到影响	年轻患者,常被认为先天性疾病
PDCD	脂质组成的灰白色尘埃状混浊	大部分患者无临床表现	老年多见

续表

分类	裂隙灯显微镜下表现	临床表现	发病时间
CCDF	深中央基质中可见鳞状、半透明、浅灰色、多边形、蜥蜴状图案的灰色基质混浊,还有一些模糊的多边形基质灰色区域,周围是正常外观的组织	患病率很低,大部分患者无功能性症状	—

(四)角膜内皮营养不良

角膜内皮营养不良主要包括 Fuchs 角膜内皮营养不良(Fuchs endothelial corneal dystrophy,FECD)(图 3-0-7)、后部多形性角膜营养不良(posterior polymorphous corneal dystrophy,PPCD)(图 3-0-8,图 3-0-9)、先天性遗传性角膜内皮营养不良(congenital hereditary endothelial dystrophy,CHED)及 X 连锁角膜内皮营养不良(X-linked endothelial corneal dystrophy,XECD),其分型和临床表现特征详见表 3-0-5。其中,FECD 常见并发 CED,内皮型角膜营养不良并发 CED 相较于其他类型均少见。

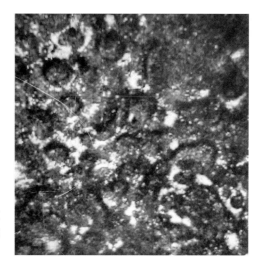

图 3-0-7　Fuchs 角膜内皮营养不良
活体角膜激光共聚焦显微镜下可见角膜内皮细胞形态不规则,细胞呈低反光并有突起,如赘疣样改变。

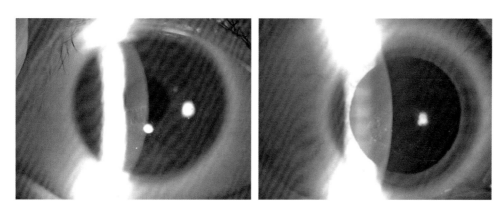

图 3-0-8　后部多形性角膜营养不良(PPCD)眼前节照相
裂隙灯显微镜下可见角膜内皮细胞层有点状、线状或轨道状灰白色混浊。

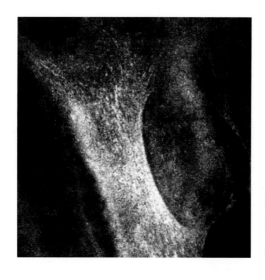

图 3-0-9　后部多形性角膜营养不良（PPCD）活体角膜激光共聚焦显微镜

可见形态不一的角膜内皮细胞病变,包括空泡、线状、带状、弥漫性混浊等多形性改变。

表 3-0-5　角膜内皮营养不良分型及临床表现

分类	裂隙灯显微镜下表现	临床表现
FECD	后弹力层水滴状沉积物	角膜水肿,表现为影响视力的弥漫性角膜混浊,通常晨重夜轻,后期可有畏光、流泪、视力下降
PPCD	通常是不对称、双侧角膜和小梁的病变。可以观察到内皮细胞的泡状带、断裂带或灰色混浊,可表现为单侧病变	眼痛、角膜水肿、视力下降、畏光,可常伴有虹膜前粘连导致青光眼的发生,常伴发圆锥角膜
CHED	双角膜对称发病,表现为后弹力层均匀增厚,伴局灶性灰色斑点,弥漫性毛玻璃样角膜混浊和水肿,可观察到早期假大泡性角膜病变的外观	视力下降、视物模糊。当该类型为基因遗传所导致时,可伴有感音神经听力损失、角膜厚度增加及眼球震颤
XECD	角膜透明度变化不定,从轻度混浊到白斑形成,弥漫性乳白色混浊伴带状角膜变性以及月球陨石坑样角膜内皮细胞病理改变	女性:角膜内皮细胞呈月球陨石坑样病理改变,大多无明显临床症状 男性:先天性混浊,从弥漫性混浊到毛玻璃状乳白色外观不等,可伴有视力下降,部分患者可伴有眼球震颤

四、诊断与鉴别诊断

（一）诊断

1. 诊断依据

（1）角膜营养不良的临床诊断依据:目前角膜营养不良的诊断主要是根据患者的临床症状,尤其是裂隙灯显微镜和活体角膜激光共聚焦显微镜下角膜各层典型和各具特征性的病理改变为重要的诊断依据,且多数患者为双眼对称性发病,单眼发病者较少。对于少数临床表现不典型的患者可行基因检测进行诊断与分型。

（2）角膜上皮细胞功能障碍的临床诊断依据:①症状,畏光、眼痛、流泪及进行性视力下降等。②体征,多为单眼发病,且有角膜原发病存在,角膜上皮细胞功能障碍为继发损害。临床表现为复发性角膜上皮糜烂、角膜混浊,严重的患者可出现角膜溃疡甚至穿孔。

（3）眼科特检和实验室诊断依据

1）眼前节 OCT 检查：可利用眼前节 OCT 对双眼角膜进行检测，了解各型角膜营养不良的不同层次病变的位置、形状、范围和深度，有助于进行病变的分层和分型。

2）活体角膜激光共聚焦显微镜检查：可在活体细胞层面观察到角膜各层的病理改变，并可帮助明确病变深度及范围，以及有助于鉴别诊断和排除一些感染性角膜炎。对于某些特殊分型，如 LCD，活体角膜激光共聚焦显微镜可发现角膜神经淀粉样蛋白质沉积[10]，可有助于明确病变分型及进行临床症状预防。

3）基因检测及分子生物学检查：对于有明显遗传倾向的分型，应对患者进行基因检测以明确病因和诊断。同样，对患者的家庭成员也应进一步行基因检测，以了解是否有家族遗传性患病情况。

2. 角膜营养不良相关性角膜上皮细胞功能障碍的诊断标准

（1）同时存在角膜营养不良和角膜上皮细胞功能障碍的诊断，且角膜营养不良是原发病，角膜上皮细胞功能障碍为继发性损害，两者密切相关。

（2）裂隙灯显微镜和活体角膜激光共聚焦显微镜下可发现角膜各层典型和各具特征性的角膜营养不良和角膜上皮细胞功能障碍的病理改变。

（3）上皮型和上皮下基底膜型角膜营养不良是最常见导致角膜上皮细胞功能障碍的临床类型。角膜内皮营养不良发展至内皮功能失代偿期并出现大泡性角膜病变时，也可引起角膜上皮细胞功能障碍。

（二）鉴别诊断

1. 感染性角膜病变　角膜上皮细胞功能障碍应当与真菌、细菌、病毒或原虫等造成的感染性角膜病变相鉴别。

（1）病因与诱因：感染性角膜病变多有发病诱因，如角膜外伤、角膜异物伤或角膜接触镜配戴史等，可由细菌、真菌、病毒或棘阿米巴等病原体导致感染性角膜病变。而先天性角膜上皮营养不良则无病原体感染。

（2）临床表现：感染性角膜病变一般有明确的诱因且发病较急和较快，角膜刺激征明显，即眼红、眼痛、异物感、畏光、流泪和眼睑痉挛。裂隙灯显微镜下可看到明显或典型的角膜感染灶。

1）真菌感染常见角膜白色苔被样病灶，并可伴有伪足和卫星灶（图 3-0-10，图 3-0-11）。

2）革兰氏阳性细菌感染可表现为盘状角膜病灶，革兰氏阴性细菌感染多表现为角膜融解坏死病灶。

3）上皮型单纯疱疹病毒性角膜炎常导致树枝状或地图状角膜上皮病变。

4）棘阿米巴性角膜病变可在角膜内发现典型的包囊或滋养体，以及角膜基质免疫环形成（图 3-0-12，图 3-0-13）。

2. 药源性角膜上皮损伤　药源性角膜上皮损伤多有长期或大量滥用多种眼药水的病史，轻度者可表现为角膜上皮点状损伤，严重者可出现片状角膜上皮缺损，甚至形成角膜溃疡和反应性前房积脓。但这些病灶创面多较干净，边界也较清楚，角膜病灶无病原体感染。这些角膜体征与上皮型或基质型角膜营养不良完全不同（图 3-0-14）。

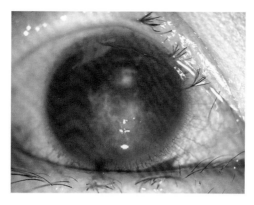

图 3-0-10　真菌性角膜炎眼前节照相
可见角膜灰白色主病灶周边明显的伪足及卫星灶。

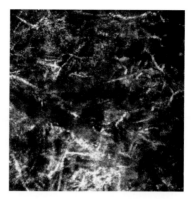

图 3-0-11　真菌性角膜炎活体角膜激光共聚焦显微镜
可查见角膜基质层间有明显的真菌菌丝。

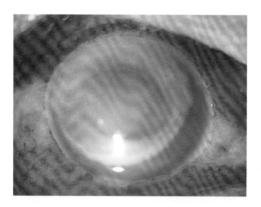

图 3-0-12　棘阿米巴性角膜炎眼前节照相
裂隙灯显微镜下可见角膜病灶的基质免疫环。

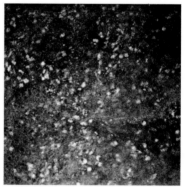

图 3-0-13　棘阿米巴性角膜炎活体角膜激光共聚焦显微镜
可见角膜基质中大量高反光棘阿米巴包囊或滋养体。

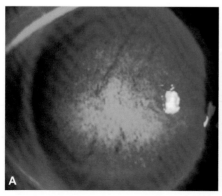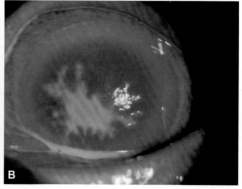

图 3-0-14　药源性角膜上皮病变
A. 裂隙灯显微镜下可见融合成片的角膜上皮点染和飓风样角膜上皮缺损;B. 角膜溃疡边界清晰,病灶干净,表面无明显脓性分泌物,患者多有长期眼药水使用病史。

五、治疗与预防

（一）治疗

由于现代科学技术的局限性,我们目前无法对先天性角膜营养不良的遗传因素进行病因学治疗。因此,治疗的目的主要是缓解症状,包括复发性角膜上皮糜烂、视力下降、畏光、水肿或疼痛。在病情不同的进展阶段,需基于临床、遗传和组织病理学分类而采取不同治疗方案。无临床症状且角膜病变体征程度较轻时,可定期随访观察。出现临床症状和典型角膜病变体征时,应当积极治疗处理。此类角膜病变的治疗方法主要为药物治疗、物理治疗和手术治疗。

1. 药物治疗

（1）促角膜上皮损伤修复:自体血清(具体配置方法见第二章),小牛血去蛋白提取物眼用凝胶、重组牛碱性成纤维细胞生长因子滴眼液等,可为角膜上皮损伤提供各种细胞因子促进其修复。

（2）人工泪液:不含防腐剂的人工泪液可保持眼表湿润,减少眨眼引起的摩擦,防止角膜上皮脱落,从而在一定程度上阻止病情发展。包括聚乙烯醇滴眼液、玻璃酸钠滴眼液、卡波姆滴眼液等。

（3）抗生素滴眼液:预防角膜继发感染,如妥布霉素滴眼液、左氧氟沙星滴眼液等。

（4）高渗剂:高渗剂点眼可使细胞内脱水而减轻角膜水肿,同时也可减轻眼表面摩擦而缓解眼部异物感和眼痛。因角膜上皮细胞长期严重脱水会导致上皮损伤、眼表炎症和干眼,所以高渗剂不建议长期和频繁使用。

（5）5-氟尿嘧啶(5-Fu):有病例报道,通过 5-Fu 局部滴眼 2 周后,有效减少了 LECD 角膜上皮病变的区域和范围[11]。但该结论还有待大量的临床治疗数据来进一步证实。

2. 物理治疗　包括佩戴角膜绷带镜[12]、眼包扎等,术后角膜绷带镜的使用还有助于防止缝线刺激和松动以及移植物位移。

3. 手术治疗　保守治疗无效时,可考虑手术治疗。

（1）优先采用侵入性较小的手术治疗,如准分子激光治疗性角膜切削术(phototherapeutic keratectomy,PTK)、板层角膜切除术等,具体术式需根据病变浸润角膜的范围和深度来确定。

（2）准分子激光治疗性角膜切削术(PTK):病变位于角膜上皮细胞层、基底膜和/或Bowman 层的浅表角膜营养不良者,复发性角膜上皮糜烂可能使临床表现复杂化。如果眼用凝胶或眼膏保守治疗、治疗性角膜接触镜应用和/或常规角膜磨削术不成功,则使用 193nm准分子激光的 PTK 是目前的首选方法。对于某些分型(如 RBCD),PTK 已被证实是确切有效的可改善视力的方案[13]。

PTK 可以实现三个主要目标:去除角膜浅表混浊病灶,使角膜表面规则化,而治疗不规则散光和改善上皮黏附性。PTK 可重复多次,从而可将板层或穿透性角膜移植推迟一段时间;也可用于角膜移植术后复发的角膜混浊。同时,PTK 对于复发性角膜上皮糜烂也有很好的治疗效果。角膜移植在年轻人中成功率不是很高,而 PTK 则非常适合治疗这个年龄段的早期角膜混浊。PTK 还可快速改善患者视力,这对于避免弱视尤其重要。

（3）治疗效果不佳或病变范围较大和较深者可考虑行板层角膜移植或穿透性角膜移植术。飞秒激光辅助板层角膜切除术(femtosecond laser assisted lamellar keratectomy,FLK)及飞秒激光辅助板层角膜移植术(femtosecond laser assisted lamellar keratoplasty,FALK)相较传统板层角膜移植术而言,前者可更加精准地制作供体和受体的角膜瓣,极大地减少了角膜移植术后的角膜源性散光,从而提高术后视觉质量。但移植排斥反应依然是此类疾病行角膜移植术后最常见的并发症。虽然板层角膜移植术后排斥反应发生的概率远低于穿透性角膜移植,但有研究证实,穿透性角膜移植术后角膜营养不良的复发率低于板层角膜移植[14]。因此,我们应根据患者角膜营养不良的不同类型和病情发展的不同阶段,来选择合适的角膜移植手术方式和手术时机。由于部分角膜营养不良的分型与遗传相关,目前仍有报道,在接受穿透性角膜移植后,仍出现了角膜营养不良的复发[15]。

（4）若出现角膜溃疡、复发性角膜上皮糜烂或小穿孔等并发症时,也可考虑行羊膜移植术或结膜瓣遮盖术,但这些手术可能只是暂时缓解患者症状,治疗效果不佳者最终还需行角膜移植。

（5）自体角膜缘干细胞移植术:对于部分亚型,如 LECD,自体角膜缘干细胞移植可缓解患者的角膜上皮损伤,并在手术后 2 年仍展现稳定的预后[16]。但该治疗具有一定局限性,即对于病变达基质层及内皮层的角膜营养不良无明显治疗效果,且术后长期效果仍有赖于进一步观察。

目前,基因替代疗法已初步在动物体内证实可有效治疗部分分型（如 GDLD）,伴侣纳米抗体、siRNA、CRISPR 技术和反义寡核苷酸都被认为是 LECD 的可能治疗方法,但人体应用仍有待进一步发展[1,9]。

（二）预防

健康宣教,定期随访复查,有明确基因定位的先天性角膜营养不良分型应当积极予以基因检测,明确有无基因遗传或位点突变,可予以优生优育指导。对于儿童早期发现的角膜营养不良,应当多次予以矫正视力的检查,以避免和预防弱视发生[17]。

六、典型病例分析

（一）病例 1:先天性斑状角膜营养不良

病史:患者女性,20 岁,因双眼视力下降 20 年就诊。既往于当地医院就诊,用人工泪液等眼药水保守治疗后视力无明显提升,遂来我院就诊。

眼部查体:VOU 0.2,无法矫正,双眼角膜基质层可见形态不规则的灰白色斑块状混浊,以中央区为重,荧光素染色阴性。

临床诊断:根据患者角膜病灶典型大片白色混浊,呈不规则斑块状分布。且患者病程长达 20 年,无明显外伤等诱因,因此考虑诊断为"双眼先天性斑状角膜营养不良"。

治疗与随访:先行右眼板层角膜移植术,择期再行左眼板层角膜移植术。术后给予他克莫司滴眼液抗免疫排斥反应持续治疗 1 年,并定期随访观察角膜植片情况（图 3-0-15）。术后 1 年患者右眼视力为 0.3。

病例要点分析:本病例根据患者眼部病灶特殊形态,结合患者病史自幼视力不佳,可诊断为"双眼先天性斑状角膜营养不良",该病例若未经治疗可由于病灶累及角膜上皮从而并发 CED,甚至继发角膜溃疡。该病例采取了板层角膜移植术去除病灶,但由于病变为先天性,可能影响患者视神经发育从而导致弱视,因此患者术后视力提升并不明显。

（二）病例 2:Meesmann 上皮型角膜营养不良

病史:患者女性,35 岁,因双眼干涩不适 1 个月就诊。既往未就诊。

临床诊断:根据患者病灶典型上皮层及基质层间散在点状微空泡,且排除外伤等诱因,

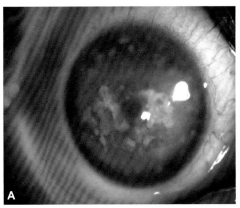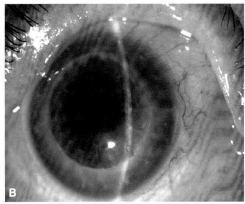

图 3-0-15　先天性斑状角膜营养不良
A. 治疗前右眼斑状角膜营养不良;B. 右眼板层角膜移植术后 1 年。

可诊断为"双眼 Meesmann 上皮型角膜营养不良"(图 3-0-16)。

治疗与随访:针对患者目前症状,可予以人工泪液缓解眼部不适感,动态观察,若出现明显视力下降影响时可考虑角膜移植术,若并发 CED 可考虑眼药水、眼包扎等治疗(详见本章治疗部分)。

病例要点分析:本病例根据患者眼部病灶特殊形态,结合患者病史可明确诊断。该类角膜上皮营养不良可能因上皮内水泡破裂继发 CED。当患者视力无明显受损且病灶稳定无发展时,可选择动态观察。若继发 CED 或角膜混浊、病灶明显发展以致影响视力时,可考虑手术治疗。

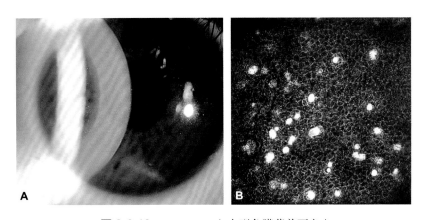

图 3-0-16　Meesmann 上皮型角膜营养不良 *
A. Meesmann 上皮型角膜营养不良角膜表现,可见角膜上皮细胞层点状微空泡混浊;B. Meesmann 上皮型角膜营养不良活体角膜激光共聚焦显微镜下可见角膜上皮细胞层斑点状高反光区。

(* 特别鸣谢:本病例由爱尔眼科医院提供图片,孙旭光教授会诊收集)

※→ 要点总结 ←※

1. 上皮型和上皮下基底膜型角膜营养不良是最常见导致 CED 的临床类型。

2. 角膜营养不良患者的临床表现及预后与其分型相关,可从无症状到角膜上皮糜烂和视力下降等严重病变。

3. 活体角膜激光共聚焦显微镜、组织病理学检查和遗传学检查,对于先天性角膜营养不良患者的准确诊断至关重要。

4. 应根据角膜营养不良的不同分型和疾病发展的不同阶段来选择和确定治疗方式,包括药物治疗、物理治疗和手术治疗,其中角膜移植手术是该病的常用治疗方案。

(任毓洁　杨超群　王　华)

参考文献

1. WEISS J S,MØLLER H U,ALDAVE A J,et al. IC3D classification of corneal dystrophies-edition 2. Cornea, 2015,34(2):117-159.

2. TSUJIKAWA M,KURAHASHI H,TANAKA T,et al. Identification of the gene responsible for gelatinous drop-like corneal dystrophy. Nat Genet,1999,21(4):420-423.

3. IRVINE A D,CORDEN L D,SWENSSON O,et al. Mutations in cornea-specific keratin K3 or K12 genes cause Meesmann's corneal dystrophy. Nat Genet,1997,16(2):184-287.

4. BOUTBOUL S,BLACK G C,MOORE J E,et al. A subset of patients with epithelial basement membrane corneal dystrophy have mutations in TGFBI/BIGH3. Hum Mutat,2006,27(6):553-557.

5. SJOBERG S A. Genetics of corneal disease for the ocular surface clinician. Ocul Surf,2005,3(3):155-166.

6. MOSHIRFAR M,BENNETT P,RONQUILLO Y. Corneal dystrophy. Treasure Island(FL):StatPearls,2024.

7. HASSAN H,THAUNG C,EBENEZER N D,et al. Severe Meesmann's epithelial corneal dystrophy phenotype due to a missense mutation in the helix-initiation motif of keratin 12. Eye(Lond),2013,27(3):367-373.

8. LISCH W,BRON A J,MUNIER F L,et al. Franceschetti hereditary recurrent corneal erosion. Am J Ophthalmol, 2012,153(6):1073-1081.

9. MOSHIRFAR M,WEST W,RONQUILLO Y. Lattice corneal dystrophy. Treasure Island(FL):StatPearls,2024.

10. ZHU F,LI M,ZHANG C,et al. In vivo confocal microscopy qualitative investigation of the relationships between lattice corneal dystrophy deposition and corneal nerves. BMC Ophthalmol,2021,21(1):449.

11. AMER M M,ARZE K,GALOR A,et al. Recurrent lisch epithelial corneal dystrophy treated with 5-fluorouracil: A case report and review of the literature. Cornea,2023,42(5):645-647.

12. JACOBS D S,CARRASQUILLO K G,COTTRELL P D,et al. Clear-medical use of contact lenses. Cont Lens Anterior Eye,2021,44(2):289-329.

13. PRATIK G,TANVI M,SUSHANK B,et al. High ablation depth phototherapeutic keratectomy in an advanced case of Reis-Bucklers' corneal dystrophy. Am J Ophthalmol Case Rep,2022,25:101299.

14. CHENG J,QI X,ZHAO J,et al. Comparison of penetrating keratoplasty and deep lamellar keratoplasty for macular corneal dystrophy and risk factors of recurrence. Ophthalmology,2013,120(1):34-39.

15. RANA R S,BAJRACHARYA L,GURUNG R. Recurrence of Avellino corneal dystrophy following penetrating keratoplasty:A case report. JNMA J Nepal Med Assoc,2021,59(236):406-408.

16. CANO-ORTIZ A,SÁNCHEZ-VENTOSA Á,GONZÁLEZ CRUCES T,et al. Lisch corneal dystrophy: Autologous limbal transplantation as definitive treatment. J Fr Ophtalmol,2023,46(3):e91-e92.

17. ELHUSSEINY A M,SAEED H N. Posterior polymorphous corneal dystrophy in a pediatric population. Cornea, 2022,41(6):734-739.

第四章 外伤性角膜上皮细胞功能障碍

第一节
复发性角膜上皮糜烂

复发性角膜上皮糜烂(recurrent corneal erosion,RCE),又称复发性角膜糜烂综合征,是以角膜上皮反复剥脱所致的晨起突发眼痛为特征的常见疾病,发病原因众多,以外伤所致者多见。主要发生在30~40岁,女性患者较男性多,多为单侧发生[1]。临床主要表现为反复发生的急性眼痛、畏光、异物感、流泪等角膜刺激症状,上皮细胞水肿或缺损。

一、病因与发病机制

(一) 病因

1. 角膜外伤 是RCE最主要的致病因素,以指甲、纸片或树枝所致的浅层角膜擦伤为主。其次,眼部化学伤或热灼伤后角膜缘干细胞遭到破坏也会发生RCE。

2. 角膜营养不良[2] 以上皮基底膜营养不良为主,也可见于网格状角膜营养不良、颗粒状角膜营养不良、角膜退行性病变(如带状角膜变性)。

3. 眼部手术 角膜屈光手术或其他需要刮除角膜上皮的眼部手术。

4. 其他因素 眼睑闭合不全("兔眼")、干眼、睑缘炎、糖尿病[3]、长期佩戴口罩[4]、眼型玫瑰痤疮[5]等也是相关危险因素。

(二) 发病机制

1. 泪液分泌减少 RCE通常在夜间和晨起时发生,主要原因是夜间眼表干燥增加了睑结膜和角膜上皮之间的黏附力,而上皮和基底膜之间的黏附力相对减弱;当苏醒时,眼睑睁开,剪切力将角膜上皮从下方的上皮基底膜上撕下,导致角膜糜烂及外伤性角膜上皮细胞功能障碍。

2. 上皮黏附功能障碍 RCE主要是由角膜上皮黏附力下降引起,与上皮基底膜超微结构改变、角膜上皮内或上皮下一些基底膜或结缔组织异常产物有关。多种生物因素,如炎症介质和蛋白酶升高等,都会造成黏附性复合物的破坏[5]。多种蛋白,如半桥粒蛋白、基质金属蛋白酶(MMP)及Ⅳ、Ⅴ、Ⅶ和Ⅹ型胶原蛋白,参与调节黏附网络并调控伤口愈合进程[6]。在角膜受到创伤时,MMP-2和MMP-9表达上调,促进Ⅳ、Ⅴ、Ⅶ和Ⅹ型胶原蛋白、黏附分子纤连蛋白和层粘连蛋白裂解,从而导致基底膜变性、异常上皮基底膜形成,以及上皮和基底膜间的黏附力减弱,阻碍上皮损伤愈合并引起角膜上皮细胞功能障碍。

3. 脂肪酶及毒性物质 睑板腺功能障碍和痤疮性酒渣鼻患者易出现 RCE,该类患者表皮葡萄球菌定植率高,产生大量细菌脂肪酶作用于睑板分泌物,引起有毒的游离脂肪酸含量升高,进一步阻碍上皮愈合并引起角膜上皮细胞功能障碍。

二、诊断与鉴别诊断

(一) 临床诊断

1. 复发性角膜上皮糜烂临床诊断依据

(1)病史:RCE 患者通常有患眼角膜外伤史、觉醒时反复发作的眼部疼痛史或眼部手术史等。

(2)症状:眼部疼痛不适是 RCE 患者最常见的症状,尤其是夜间或睡觉醒来时突发性眼睛疼痛,伴眼红、畏光、流泪、视物模糊。其症状严重程度与持续时间不等,轻度发作持续 30 分钟至数小时,严重发作持续数日,伴有剧烈的眼部疼痛、视力下降和极度畏光。

(3)体征:多数患者的角膜病变反复发生在外伤部位。

a. 角膜水肿。

b. 角膜上皮缺失(呈灰白色染色区,轮廓多不规则,有时呈卡片状、"指纹"状图形),角膜上皮疏松(可通过纤维素海绵测试判断,将纤维素海绵尖端接触局部麻醉后的角膜上皮,如果仅用轻微压力就可将角膜上皮推出褶皱或将角膜上皮清除,则可认为上皮疏松)。

c. 角膜瘢痕形成:当病情反复发作后,可见角膜瘢痕。部分患者裂隙灯下也可见染色阴性的正常角膜。血清学检查可发现 Gal3、IL-1 和 IL-6 水平升高[5](图 4-1-1)。

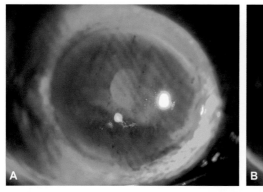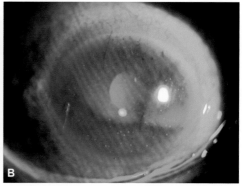

图 4-1-1 复发性角膜上皮糜烂
A、B. 角膜上皮缺损,荧光素染色见角膜中下部片状角膜上皮点染。

(4)辅助检查

a. 光学相干断层扫描(optical coherence tomography,OCT):可见基底膜缺失或向上皮内生长,上皮层局部肿胀、微破裂。RCE 患者急性发作时可见上皮层断裂,前部基质反射率增加。此外,眼前节 OCT 还可以测量角膜病损区域的大小。

b. 活体角膜激光共聚焦显微镜:可见基底膜向角膜上皮突出,形成上皮微囊和异常的上皮基底膜。早期基质结构通常不受影响。在慢性病例中,上皮细胞通常排列不规则,且在浅层至中间层间质区可见颗粒结构的细胞。

c. 病原生物学检查：鉴别和排除感染性因素。

（二）鉴别诊断

1. 上皮型单纯疱疹病毒性角膜炎（herpes simplex keratitis，HSK）　上皮型 HSK 以细小分支、末端膨大呈球形的树枝状上皮缺损和地图状溃疡为特征，伴有角膜知觉减退。此外，患者通常还有结膜睫状充血或混合充血，以上特征可在裂隙灯显微镜检查中帮助与 RCE 鉴别（图 4-1-2）。

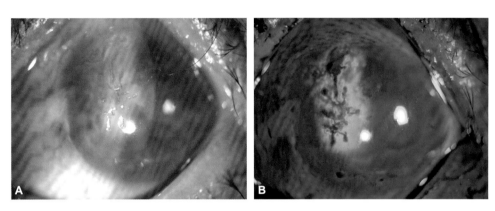

图 4-1-2　上皮型单纯疱疹病毒性角膜炎
A、B. 典型的角膜病灶表现为末端膨大呈球形的树枝状角膜上皮缺损。

2. 暴露性角膜炎　通常见于既往有面神经麻痹、眼球突出、甲状腺相关眼病、眼睑或面部手术、眼部外伤病史的"兔眼"患者，导致眼睑闭合不全和角膜暴露，该病初起时以点状上皮性角膜病变为特征，通常累及角膜中下部，当合并严重的上皮缺损时，可导致角膜溃疡或基质融解，最终可能发生角膜穿孔（图 4-1-3）。

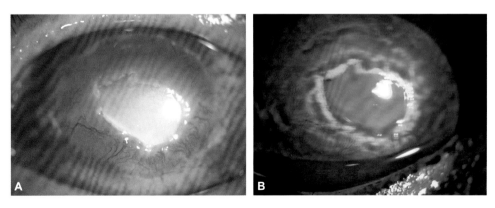

图 4-1-3　面神经麻痹导致眼睑闭合不全和暴露性角膜溃疡
A、B. 可见角膜溃疡伴基质混浊和基质融解坏死病灶。

3. 神经营养性角膜病变　该病患者较少出现眼部明显不适，裂隙灯显微镜下可见圆形角膜上皮缺损，创面干净，缺损边缘清楚并伴有上皮水肿隆起，患者还可出现角膜知觉减退或完全消失，晚期可形成基质瘢痕（图 4-1-4）。

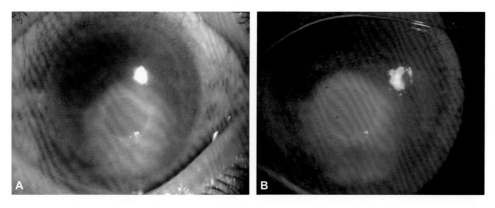

图 4-1-4　糖尿病导致的神经营养性角膜上皮缺损
A. 裂隙灯显微镜下见中央角膜上皮缺损；B. 荧光素染色见中央角膜上皮缺损着染。

4. 干眼　通常双眼起病,主要表现为泪膜破裂时间(tear break up time,TBUT)缩短或泪液分泌减少,中重度以上干眼常导致散在或融合成片的角膜上皮点状缺损(图 4-1-5)。

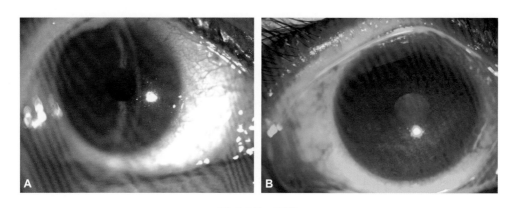

图 4-1-5　干眼
A. 裂隙灯显微镜下见球结膜充血,失去光泽；B. 荧光素染色见融合成片的角膜上皮点状着染。

5. 移植物抗宿主病　该病常发生在接受同种异体骨髓干细胞移植的患者中,通常呈双眼急性或慢性发病。裂隙灯显微镜下可见结膜充血、弥漫性浅层点状角膜炎、片状角膜上皮缺损或角膜溃疡、睑缘炎、泪液分泌减少或泪膜破裂时间缩短,晚期可出现角膜缘干细胞功能障碍所致的角膜缘内新生血管长入、角膜异常结膜化生、经久不愈的角膜溃疡或睑球粘连(图 4-1-6)。

三、治疗与随访

治疗 REC 的方法选择应基于药物疗效、复发频率、持续时间、临床症状严重程度、医疗水平和以往治疗经验。

(一)治疗原则[6]

(1)先给予药物治疗,包括促进角膜上皮损伤修复、润滑眼表、预防感染药物。

(2)药物治疗同时可辅助物理治疗,如佩戴角膜绷带镜和眼包扎等。

(3)药物治疗及辅助物理治疗效果不佳时,需手术治疗。

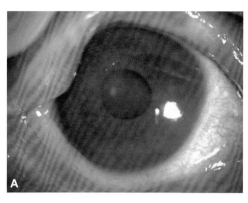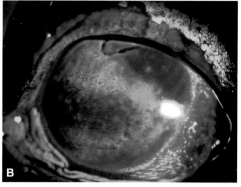

图 4-1-6　移植物抗宿主病

A. 裂隙灯显微镜下见结膜充血水肿,角膜缘内新生血管长入,角膜上皮缺损;晚期可出现角膜缘干细胞缺损而导致的角膜异常结膜化生、睑球粘连和角膜结膜肉芽肿形成;B. 荧光素染色可见弥漫性或片状角膜上皮缺损。

（二）治疗方案[7]

1. 药物治疗

（1）促进角膜上皮损伤修复:通常使用小牛血去蛋白提取物眼用凝胶、重组牛碱性成纤维细胞生长因子滴眼液、重组人表皮生长因子滴眼液等来促进角膜上皮细胞再生与修复,严重者可采用自体血清点眼治疗[8]。

自体血清中含有丰富的细胞因子,如 P 物质、胰岛素样生长因子 1（insulin-like growth factor-1,IGF-1）和神经生长因子（nerve gowth factor,NGF）[9],是接近泪液的天然润滑剂,治疗顽固性 RCE 的成功率达 80% 以上,并发症极少。无法取血者可选择异体血清,但因其可引起排斥反应和刺激反应,不作为首选[10]。

（2）预防感染:角膜上皮细胞层是眼球的第一道保护屏障,一旦受损,很容易导致角膜感染。因此,角膜上皮缺损时,预防感染是非常重要的治疗措施。可选择广谱抗生素滴眼液预防角膜感染。

（3）联合全身药物治疗:糖尿病、全身营养不良等患者的角膜上皮损伤修复的难度会增加。对于这类患者控制好血糖、改善全身营养状况非常重要,同时也可促进角膜上皮损伤愈合。

2. 辅助物理治疗

（1）佩戴角膜绷带镜:佩戴角膜绷带镜能促进角膜上皮细胞修复,镜片每 2 周或 4 周更换 1 次,随访 3 个月症状缓解率分别为 75%[10] 和 71%[11]。角膜绷带镜简便易行,不影响生活,但价格较高,故有研究者更主张用润滑剂和抗生素眼膏后包扎双眼,可取得较好效果。由于过夜或长期佩戴角膜绷带镜存在角膜感染风险,应同时使用抗生素滴眼液以预防感染。

（2）眼包扎治疗:如果角膜上皮缺损佩戴角膜绷带镜治疗效果欠佳时,也可考虑双眼或单眼包扎进行加强治疗,其主要目的是将眼部制动,减少眼睑对角膜上皮的机械性摩擦和损伤,从而促进角膜上皮损伤修复。一般眼部用抗生素眼膏和促角膜上皮修复眼用凝胶后行眼包扎治疗 1~2 天,然后打开包扎行角膜检查来评估角膜上皮修复情况。

3. 手术治疗

（1）羊膜移植:对于保守治疗无效的 RCE 患者,可考虑行羊膜移植手术。羊膜移植被认为是目前治疗各型角膜上皮损伤较理想的方法,将羊膜覆盖于角膜及部分结膜上,不仅起保护作用,而且因其含有蛋白酶抑制剂,可促进上皮细胞移行和分化,加固基底细胞的黏附。该治疗效果优于角膜绷带镜,但操作复杂且费用较高。

冷冻、冻干、风干是目前常见的羊膜制备方法。冷冻羊膜如98%甘油中冷冻保存的羊膜,表面形态与新鲜羊膜相似,是保存羊膜结构的最佳方法[12]。冷冻保存方法常被推荐用于那些需要维持人羊膜表面结构的临床应用,是目前眼科临床中羊膜的主要保存方法。冻干羊膜通常是将羊膜片在 –80~–50℃下快速冷冻,然后用冷冻干燥装置真空干燥制备成的羊膜。冻干羊膜较好地保留了羊膜的组织学特性,其细胞因子含量较冷冻保存有所降解,经加工的冻干羊膜有望被制成新型羊膜制品,方便临床使用,其具有广阔的研究价值和应用前景。风干羊膜为除去羊膜95%的水分而制备的羊膜,其制备过程会影响羊膜的显微结构,但空气干燥羊膜加工成本较低,易于储存,且可接受其作为伤口敷料在眼科应用。也有学者提出新的复合羊膜,由静电纺丝生物可吸收聚合纤维网与脱细胞羊膜通过界面结合在一起,大大提高了脱细胞羊膜的可伸展性和韧性,在维持角膜缘干细胞附着、生长的活性上与脱细胞羊膜相似,显著降低促炎标记物(M1)的表达,增强修复标记物(M2)的表达,表现出与脱细胞羊膜类似的抗炎特性[13],因其优异的冻干和复水性能,与新鲜羊膜和冻干羊膜相比,更易于存储且成本更低,在临床应用中具有重大优势。

(2)临时性或永久性睑缘缝合:睑缘缝合手术的目的是闭合眼睑来促进角膜上皮损伤愈合。可根据患者角膜病变的严重程度和眼睑的闭合情况,选择临时性或永久性睑缘缝合。病情轻者可行临时性睑缘缝合或使用医用胶带粘贴;神经源性眼睑闭合不全或神经营养性角膜溃疡者多病情严重而持久,常需行永久性睑缘缝合来保护角膜。

(3)结膜瓣遮盖:是一种将结膜瓣覆盖于角膜表面的手术,可有效治疗严重的角膜上皮损伤和角膜溃疡。结膜瓣遮盖方式有桥式结膜瓣遮盖和舌型结膜瓣遮盖,其中桥式结膜瓣的血液供应会更好,更有利于角膜损伤的修复。其缺点是早期结膜瓣易退缩,并会影响患者的视力和眼部外观。

(4)角膜上皮清创术[14]:角膜上皮清创术是通过彻底去除异常角膜上皮来促进正常角膜上皮的再生与修复。表面麻醉后用上皮铲彻底去除病变区的角膜上皮细胞,然后佩戴角膜绷带镜。该手术操作简单,成本低,但由于其单独治疗后易复发,通常与角膜上皮基底膜穿刺术相结合,在促进角膜上皮再生的同时,也可增强上皮下反应性纤维化,从而促进瘢痕形成,增强角膜上皮与基底膜间的黏附力,但对角膜营养不良所致的 RCE 效果则较差。

(5)金刚石打磨抛光术:金刚石打磨抛光术是与角膜上皮清创术联合治疗的常用方法。去除角膜上皮后用金刚石抛光前弹力层,充分去除异常基底膜,使表面更光滑,促进再上皮化和纤维化,使角膜上皮细胞与基底膜的黏附力更强。在防止复发方面,优于单用角膜上皮清创术治疗,并且手术可以重复进行,无严重并发症。但术后恢复时间长,可产生角膜上皮下雾状混浊(haze)。建议抛光要轻柔、表浅,勿穿透前弹力层,可避免 haze 产生。

(6)前基质针刺术:是一种常用的 RCE 治疗方法。用注射器针头在角膜病灶区域点刺角膜并穿透前弹力层,通过瘢痕增生和"锚定"作用来增强角膜上皮细胞与基底膜和前弹力层的黏附。该手术简单、安全、成本低、并发症少,对于顽固性 RCE 效果较好,初次手术治愈率约为80%。但精确度较差,可引起较明显的上皮下雾状混浊而导致视力下降和眩光。因此,位于角膜中央区的病变不宜使用此法治疗。

(7)乙醇上皮分离术:乙醇上皮分离术可有效治疗 RCE,表面麻醉后采用体积分数20%

的乙醇适量疏松角膜上皮细胞,剥离上皮,即可暴露光滑前弹力层。乙醇上皮分离术不破坏前弹力层,haze 发生很少,且剥离的上皮可行组织学检查。但乙醇对眼表有一定毒性,所以,尽管乙醇上皮分离术治疗效果很好,但通常推荐传统的前基质针刺术和金刚石打磨抛光术,后两者治疗顽固和严重的 RCE 效果更好。

（8）准分子激光治疗性角膜切削术（phototherapeutic keratectomy，PTK）：是通过准分子激光直接打断分子间共价键来切削角膜上皮和激光烧灼 Bowman 层和外部基质层来治疗RCE。行 PTK 后的角膜表面光滑,角膜上皮重新生长,与下层基质层黏附力强,还可以和准分子激光屈光性角膜切削术（photorefractive keratectomy，PRK）结合,以矫正屈光误差。该手术精确、可控、安全,对角膜外伤和其他浅层角膜营养不良引起的 RCE 均有很好疗效,一般不引起 haze 和医源性圆锥角膜,不影响视力和视觉质量,但价格较昂贵,并受设备限制。

（三）随访

在角膜上皮愈合以前,应当每 1~2 天随诊 1 次,之后根据复发的严重程度和频率,每1~3 个月随诊 1 次。建议该类患者持续使用角膜上皮修复制剂、润滑眼膏或人工泪液 3~6个月,以降低患者角膜上皮糜烂的复发概率。

四、典型病例分析

主诉及病史:患者男性,31 岁,左眼不慎被木头砸伤 7 小时后,出现刺痛、异物感、畏光流泪等刺激症状就诊,诊断为"左眼角膜损伤",予以药物治疗并佩戴角膜绷带镜,自诉有好转,8 天后突发症状加重,遂再次就诊。

眼部查体:外伤 7 小时后 VOD 1.0,VOS 0.5,矫正不提高,裂隙灯显微镜检查可见左眼角膜中下部不规则上皮缺损(图 4-1-7A、B)。外伤 8 天后,VOD 1.0,VOS 0.3,矫正不提高,裂隙灯显微镜检查可见左眼角膜中下部不规则上皮缺损较前增大,伴上皮微囊形成,以及基底膜褶皱(图 4-1-7C、D)。

诊断:根据外伤病史,结合刺痛、异物感、畏光流泪等刺激症状及裂隙灯显微镜检查见左眼角膜中下部不规则上皮缺损较前增大,伴上皮微囊形成,以及基底膜褶皱等体征,诊断为"左眼复发性角膜上皮糜烂"。

治疗及随访:先给予妥布霉素地塞米松眼膏、小牛血去蛋白提取物眼用凝胶、重组牛碱性成纤维细胞生长因子滴眼液、左氧氟沙星滴眼液点眼,联合佩戴角膜绷带镜。2 个月后,角膜病灶基本痊愈,并未再反复,左眼裸眼视力提高至 0.8。随后根据复发的严重程度和频率,每 1~3 个月随诊 1 次。建议患者应持续使用角膜上皮修复制剂、润滑眼膏或人工泪液3~6 个月。

病例要点分析:

1. 诊断依据 有典型的外伤史,就诊时有反复出现的刺痛、异物感、畏光流泪等刺激症状,并有较典型的体征如裂隙灯显微镜下角膜不规则上皮缺损,伴上皮微囊形成,以及基底膜褶皱。

2. 治疗方案 先给予药物治疗,包括促进角膜上皮损伤修复药物如重组牛碱性成纤维细胞生长因子滴眼液、润滑眼表药物如小牛血去蛋白提取物眼用凝胶、预防感染药物如妥布霉素地塞米松眼膏及左氧氟沙星滴眼液;同时辅助物理治疗,佩戴角膜绷带镜。

3. 随访 患者角膜上皮愈合以前,建议每周随诊 1 次。角膜痊愈后根据复发的严重程度和频率,建议每 1~3 个月随诊 1 次。建议患者持续使用角膜上皮修复制剂重组牛碱性成

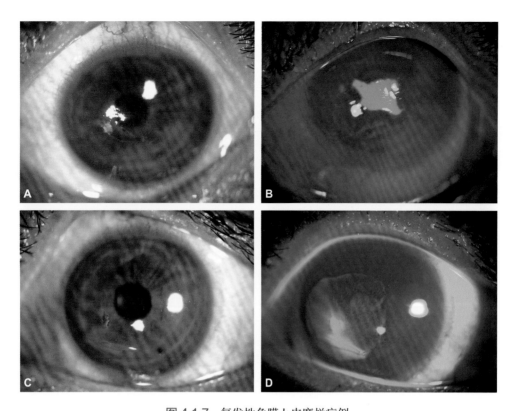

图 4-1-7　复发性角膜上皮糜烂病例

A、B. 角膜中下部上皮剥脱;C、D. 角膜中下部不规则上皮缺损较前增大,伴上皮微囊形成,以及基底膜褶皱。

纤维细胞生长因子滴眼液、润滑眼膏小牛血去蛋白提取物眼用凝胶或人工泪液 3~6 个月,以降低角膜上皮糜烂的复发概率。

※◈ 要点总结 ◈※

1. RCE 是一种常见的以角膜上皮细胞功能失调为特征的慢性眼表疾病。

2. 角膜外伤是其最主要的致病因素。

3. 临床表现为反复发生的急性眼痛、畏光、异物感、流泪等刺激症状,角膜上皮反复水肿、缺损。

4. 治疗以局部药物辅助物理治疗为主;病情严重、保守治疗无效或复发者,应采取手术治疗。

参考文献

1. LIN S R,ALDAVE A J,CHODOSH J. Recurrent corneal erosion syndrome. Br J Ophthalmol,2019,103(9):1204-1208.

2. GEERLING G,LISCH W,FINIS D. Recurrent corneal erosions in epithelial corneal dystrophies. Klin Monbl Augenheilkd,2018,235(6):697-701.

3. JAN R L,TAI M C,HO C H,et al. Risk of recurrent corneal erosion in patients with diabetes mellitus in Taiwan:

A population-based cohort study. BMJ Open,2020,10(6):e035933.

4. TANG Y F,CHONG E W T. Face Mask-associated recurrent corneal erosion syndrome and corneal infection. Eye Contact Lens,2021,47(10):573-574.

5. CANDAR T,ASENA L,ALKAYID H,et al. Galectin-3,IL-1A,IL-6,and EGF levels in corneal epithelium of patients with recurrent corneal erosion syndrome. Cornea,2020,39(11):1354-1358.

6. DAS S,SEITZ B. Recurrent corneal erosion syndrome. Surv Ophthalmol,2008,53(1):3-15.

7. MILLER D D,HASAN S A,SIMMONS N L,et al. Recurrent corneal erosion:A comprehensive review. Clin Ophthalmol,2019,13:325-335.

8. COURIEL D,CARPENTER P A,CUTLER C,et al. Ancillary therapy and supportive care of chronic graft-versus-host disease:National institutes of health consensus development project on criteria for clinical trials in chronic Graft-versus-host disease:V. Ancillary therapy and supportive care working group report. Biol Blood Marrow Transplant,2006,12(4):375-396.

9. GIANNACCARE G,VERSURA P,BUZZI M,et al. Blood derived eye drops for the treatment of cornea and ocular surface diseases. Transfus Apher Sci,2017,56(4):595-604.

10. FRAUNFELDER F W,CABEZAS M. Treatment of recurrent corneal erosion by extended-wear bandage contact lens. Cornea,2011,30(2):164-166.

11. AHAD M A,ANANDAN M,TAH V,et al. Randomized controlled study of ocular lubrication versus bandage contact lens in the primary treatment of recurrent corneal erosion syndrome. Cornea,2013,32(10):1311-1314.

12. 李楠钰,张文佳,胡竹林. 羊膜的制备和保存. 国际眼科纵览,2019,43(3):162-165.

13. LIU H,ZHOU Z,LIN H,et al. Synthetic nanofiber-reinforced amniotic membrane via interfacial bonding. ACS Appl Mater Interfaces,2018,10(17):14559-14569.

14. 林兰若,朱思泉. 复发性角膜上皮糜烂治疗方法的临床选择. 中华实验眼科杂志,2022,40(2):187-192.

第二节
丝状角膜炎

　　丝状角膜炎又称丝状角膜病变,表现为由脱落的上皮细胞和黏液组成的卷丝状物,一端附着在角膜表面,另一端呈游离状态;轻者仅有眼部异物感,重者角膜刺激症状明显[1]。一般患者有角膜外伤、严重干眼或绝对期青光眼等病史[2]。

一、病因与发病机制

(一)病因

1. 外伤性

(1)复发性角膜上皮糜烂:角膜擦伤后反复发生角膜上皮脱落和损伤,往往发生于患者晨醒睁眼时。

(2)眼部手术后:眼部手术如做角巩膜切口或角膜缘内切口时,容易在切口附近损伤角膜上皮及基底膜而发生丝状角膜炎。

2. 非外伤性

(1)重度干眼:水液缺乏型干眼是最常见的原因,因此,在重度干燥综合征患者中较常见丝状角膜炎。

(2)角膜暴露:面神经麻痹引起的眼睑闭合不全导致暴露性角膜炎,眼表干燥,容易发生顽固的丝状角膜炎。

（3）长期眼球遮盖史：如眼睑下垂、斜视。

（4）神经营养性角膜病变[1]：是一种相对少见的退行性角膜疾病，随时间推移，可造成不同程度的眼表损害，导致角膜溃疡、穿孔，甚至致盲。

（5）上方角膜缘角结膜炎（superior limbic keratoconjunctivitis of Theodore，SLK）[1]：丝状物常位于角膜上半部，伴有上方结膜充血、上方角膜点状荧光素着染，以及上方角膜血管翳。

（二）发病机制

丝状角膜炎常伴有泪膜黏蛋白与水分比例增加，通常是因为泪液分泌减少，也可因黏蛋白分泌增多或累积引起，泪膜的此种改变为丝状物的形成提供了条件[1]。丝状物的组成成分也尚未完全确定，有报道称，丝状物的形成始于角膜上皮基底细胞、上皮基底膜或前弹力层的损伤导致的上皮缺损，随着眼睑运动的反复摩擦，游离的角膜上皮细胞被结膜上皮细胞、黏蛋白、嗜中性粒细胞、HLA-DR 阳性细胞和 DNA 片段包裹并组成丝状物，通过黏蛋白与角膜上皮缺损表面相连[3]。丝状物的位置因病因不同产生差异，如复发性角膜上皮糜烂，丝状物出现在角膜中央或中央旁，眼科术后丝状物出现在手术切口或缝线处，干眼等丝状物多出现在角膜缘处。长短、大小不一的丝状物可造成不同程度的眼部异物感和角膜刺激症状。

二、诊断与鉴别诊断

（一）临床诊断依据

1. 病史　通常有眼部特别是角膜外伤史、眼部手术史、干眼、角膜暴露和糖尿病等病史。

2. 症状　患者主诉有轻度到重度的眼部异物感，并伴有眼红、眼痛、溢泪、畏光和眼睑痉挛。

3. 体征　裂隙灯显微镜下可见变性的丝状角膜上皮细胞堆积，荧光素着染呈短丝样，包绕上皮核心，贴附于角膜前表面，并伴有结膜充血，泪膜不稳定，点状上皮缺损（图 4-2-1）。

4. 辅助诊断　考虑到重度干眼为主要病因，可以做常规的干眼检查如泪河高度测试、TBUT、Schirmer 试验及角膜染色检查等。

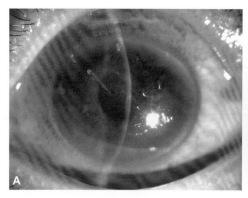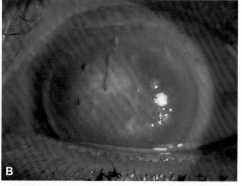

图 4-2-1　丝状角膜炎

A. 变性的丝状角膜上皮细胞堆积并伴有结膜充血；B. 荧光素染色可见短丝样物质贴附于角膜表面，伴有点状上皮缺损。

（二）鉴别诊断

角膜异物　角膜异物是指灰末、小昆虫、金属碎屑等异物意外进入眼内角膜所致的一种眼科急症。角膜异物的患者,往往眼部有明显的异物感、眼红、畏光、流泪等,严重者甚至会导致继发感染（图 4-2-2）。

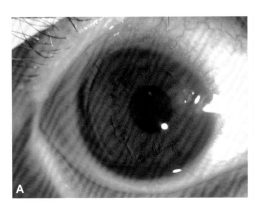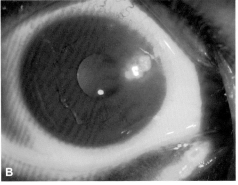

图 4-2-2　角膜异物
A.角膜鼻上方见异物伴局部角膜上皮缺损;B.荧光素染色见局部角膜上皮缺损。

三、治疗与随访

丝状角膜炎治疗方法的选择应基于疾病复发频率、持续时间、临床症状和体征的严重程度、药物疗效和以往治疗经验。

（一）治疗原则[4]

1. 积极寻找致病因素并去除病因。

2. 清除丝状物,局部治疗以促进角膜上皮损伤修复。

3. 预防角膜外伤及感染。

4. 当病情严重、保守治疗无效或复发时,采取手术治疗。

（二）治疗方案

1. 病因治疗　如为角膜擦伤导致,可使用促进角膜上皮损伤修复药物积极治疗;如为中度或重度干眼引起,可予以人工泪液或抗炎治疗;同时注意对角膜的保护。

2. 清除丝状物[5]　应用表面麻醉药,用眼科显微镊轻柔地从角膜上皮基底膜处清除丝状物,然后在结膜囊涂抗生素眼膏,包眼 12~24 小时。此法可暂时缓解症状,但若不治疗原发病,角膜丝状物会再度出现。

3. 药物治疗

（1）症状轻者可用角膜营养剂及润滑剂,如小牛血去蛋白提取物眼用凝胶、重组牛碱性成纤维细胞生长因子、重组人表皮生长因子和优质人工泪液,严重者可采用自体血清点眼治疗。

（2）局部使用高渗剂对本病也有一定的治疗作用[6,7]。常用 5% 氯化钠溶液,每天点眼3~4 次,但不建议长期使用。

（3）局部抗炎药物,如眼局部使用糖皮质激素或免疫抑制剂,对于由眼表炎症引起的丝状角膜炎有治疗效果。

4. 物理治疗

（1）佩戴角膜绷带镜：取出丝状物后佩戴角膜绷带镜，镜片每2周更换1次，联合小牛血去蛋白提取物眼用凝胶，每天4次，1个月后症状缓解率为100%，与治疗前相比，TBUT增加了（5.95±1.16）秒，基础泪液分泌试验（Schirmer test I,ST I）延长了（5.62±1.78）mm/5min[8]。角膜绷带镜简便易行，不影响生活，但价格较高，并应同时使用抗生素滴眼液或眼膏。

（2）眼包扎治疗：一般眼部用抗生素眼膏和促角膜上皮修复眼用凝胶后行眼包扎治疗1~2天，其主要目的是将眼部制动，减少眼睑对角膜上皮的机械性摩擦和损伤，从而促进角膜上皮损伤修复。

（3）泪道栓塞治疗：保存患者自身分泌的自然泪液，使其在眼表面停留时间延长，通过部分封闭泪液排出管道，以增加眼表面起润滑作用的自然泪液。

5. 手术治疗 对于反复发作且保守治疗效果不佳的患者可考虑手术治疗，手术方式主要有羊膜移植术，对于角膜上皮基底膜损伤的复发性和难治性丝状角膜炎，可考虑行角膜上皮清创联合基底膜穿刺术，以及准分子激光治疗性角膜切削术（phototherapeutic keratectomy，PTK）。

（三）随访

一般丝状角膜炎患者需持续治疗和随访1~4周。对于反复发作的患者，巩固治疗非常重要，包括持续使用促进角膜上皮损伤修复药物和佩戴角膜绷带镜，建议治疗和随访时间持续3个月。对于持续和严重者需积极采用手术治疗甚至多次手术治疗。

四、典型病例分析

主诉及病史：患者男性，75岁，双眼眼红、眼痛伴异物感10年余，左眼视力下降半个月而就诊。患者诉近10年双眼眼红、眼痛伴异物感，伴畏光、流泪。近半个月来左眼症状加重伴视物模糊。

眼部查体：VOS 0.1，无法矫正，左眼泪膜破裂时间为2秒，裂隙灯显微镜下见结膜混合性充血，角膜表面丝状物附着，局部荧光素染色阳性（图4-2-3A、B）。

诊断：根据患者双眼眼红、眼痛伴异物感10余年病史及症状，典型体征裂隙灯显微镜下见结膜混合性充血，角膜表面丝状物附着，局部荧光素染色阳性，诊断为："左眼丝状角膜炎"。

处理：予以剔除角膜丝状物，佩戴角膜绷带镜，重组牛碱性成纤维细胞生长因子滴眼液、小牛血去蛋白提取物眼用凝胶和妥布霉素滴眼液点眼治疗。

预后及随访：20天后，角膜病灶基本痊愈（图4-2-3C、D），左眼裸眼视力提高至0.6，泪膜破裂时间增加至7秒。

病例要点分析：

1. 诊断依据 本病例就诊时有典型的双眼眼红、眼痛伴异物感，伴畏光、流泪症状及体征为裂隙灯显微镜下结膜混合性充血，角膜典型的表面丝状物卷边。

2. 治疗方案 先给予该患者清除丝状物，佩戴角膜绷带镜，再给予包括促进角膜上皮损伤修复药物如重组牛碱性成纤维细胞生长因子滴眼液、润滑眼表药物如小牛血去蛋白提取物眼用凝胶、预防感染药物如妥布霉素地塞米松滴眼液治疗；同时辅助物理治疗，佩戴角膜绷带镜。

3. 随访 需持续治疗和随访1~4周。对于反复发作的患者巩固治疗非常重要，包括持

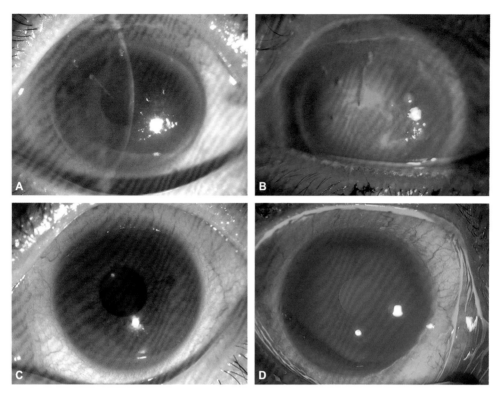

图 4-2-3　丝状角膜炎病例

A、B.治疗前,角膜表面大量丝状物附着,荧光素染色阳性;C、D.治疗后,角膜表面丝状物消失,
荧光素染色阴性,病灶愈合。

续使用促进角膜上皮损伤修复药物和佩戴角膜绷带镜,建议治疗和随访时间持续 3 个月。

※ 要点总结 ※

1. 丝状角膜炎,表现为由脱落的角膜上皮细胞和黏蛋白组成的卷丝状物,一端附着在角膜表面,另一端呈游离的状态。

2. 有眼部特别是角膜外伤史、眼部手术史、干眼、角膜暴露和糖尿病等病史。

3. 患者主要表现为不同程度的眼部异物感,随瞬目运动而加重。

4. 治疗原则为病因学治疗和促进角膜上皮损伤修复,包括药物治疗、物理治疗和手术治疗。

（郭殷杰　李子荧　姚 飞）

参考文献

1. WEISS M, MOLINA R, OFOEGBUNA C, et al. A review of filamentary keratitis. Surv Ophthalmol, 2022, 67(1): 52-59.

2. TANIOKA H, YOKOI N, KOMURO A, et al. Investigation of the corneal filament in filamentary keratitis. Invest Ophthalmol Vis Sci, 2009, 50(8): 3696-3702.

3. DUA H S, SAID D G, MESSMER E M, et al. Neurotrophic keratopathy. Prog Retin Eye Res, 2018, 66: 107-131.

4. TANIOKA H,YOKOI N,KOMURO A,et al. Investigation of the corneal filament in filamentary keratitis. Invest Ophthalmol Vis Sci,2009,50(8):3696-3702.

5. ALBIETZ J,SANFILIPPO P,TROUTBECK R,et al. Management of filamentary keratitis associated with aqueous-deficient dry eye. Optom Vis Sci,2003,80(6):420-430.

6. AVISAR R,ROBINSON A,APPEL I,et al. Diclofenac sodium,0.1%(Voltaren Ophtha),versus sodium chloride,5%,in the treatment of filamentary keratitis. Cornea,2000,19(2):145-147.

7. LEE S M,JUN R M,CHOI K R,et al. Clinical manifestation and risk factors associated with remission in patients with filamentary keratitis. Am J Ophthalmol,2020,218:78-83.

8. CHOW S C,CHAN J C. Review on the use of topical ocular hypertonic saline in corneal edema. Cornea,2021,40(4):533-539.

第五章 药源性角膜上皮细胞 功能障碍

药源性角膜病变(drug induced keratopathy),通常是指由于全身及眼局部应用药物,直接或间接引起的角膜组织病理性改变,临床表现多样。轻者可表现为反复发作的弥漫性角膜上皮病变;严重者可表现为角膜溃疡,甚至穿孔,可合并前房炎症反应[1]。目前研究发现,多种药物可导致不同类型的角膜病变,如弥漫性角膜上皮病变、角膜上皮下沉积物、涡旋状角膜上皮病变、角膜组织内结晶状混浊和角膜溃疡等[2,3]。

一、病因与发病机制

（一）病因[4]

各类不规范眼部用药。

（1）用药频次或浓度过高导致角膜上皮细胞损伤。

（2）多种滴眼液联合应用:药物本身毒性以及防腐剂毒性作用。

（3）反复结膜下注射:目前结膜下注射仍在临床上广泛使用,特别是在葡萄膜炎、巩膜炎、角膜基质炎、玻璃体切除术后患者的治疗中应用较多。注射剂所含防腐剂与滴眼液不同,结膜下一次性注射的量比一次滴眼液点眼的量多,同时,结膜下注射的局麻药更易导致药源性角膜上皮病变。

（4）长期不合理用药:患者长期自行购药或擅自长期滥用网红药物及洗眼液,导致药源性角膜病变。易引起药源性角膜病变的全身性和眼局部药物见表 5-0-1[5]和表 5-0-2。

表 5-0-1 临床常见导致角膜上皮病变的全身药物

药物种类	药物名称
抗肿瘤药	他莫昔芬,凡德他尼,恩美曲妥珠单抗等[3,6,7]
抗心律失常药	胺碘酮等[3,8]
抗精神病药	氯丙嗪等[3,9]
雌激素受体调节剂	雷洛昔芬等[3]
非甾体抗炎药	布洛芬、萘普生、吲哚美辛等[3,10,11]
抗寄生虫药	萘磺苯酰脲等[3,12]
抗疟药	氯喹、羟氯喹、阿莫地喹、他非诺喹等[3,8,13]

表 5-0-2　临床常见导致角膜上皮病变的局部药物

药物种类	药物名称
抗菌药	氨基糖苷类和氟喹诺酮类,应注意氨基糖苷类如庆大霉素等
抗病毒药	阿昔洛韦、更昔洛韦、利巴韦林等
糖皮质激素	妥布霉素地塞米松、泼尼松龙等
局部麻醉药	奥布卡因、丙美卡因等
非甾体抗炎药	双氯芬酸钠、溴芬酸钠、普拉洛芬等
抗过敏药物	色甘酸钠、氮斯汀等
抗真菌药	两性霉素 B、米卡芬净、伏立康唑等,其中两性霉素 B 毒性作用最强
抗青光眼药物	拉坦前列素、曲伏前列素、贝美素噻吗洛尔、毛果芸香碱等

(二) 发病机制

1. 全身用药导致角膜上皮病变　全身用药导致角膜上皮病变的具体机制尚不明确,可能与内源性溶酶体功能异常、溶酶体磷脂酶被抑制、形成药物-脂质复合物、不能从溶酶体传递或被降解及角膜上皮移行异常等因素有关[3]。研究发现,胺碘酮导致角膜上皮病变的机制为血液中胺碘酮与其代谢产物通过泪膜及角膜缘血管网到达角膜,渗入细胞溶酶体,抑制溶酶体,并与细胞中脂质结合,使角膜中央出现脂质沉积[3,13]。

2. 局部药物的毒性作用　主要包括药物直接毒性、间接毒性及药物导致的免疫反应。局部药物不但直接损伤角膜上皮,还会影响眼表微环境间接损伤角膜上皮。药物可损伤上皮微绒毛,破坏泪膜稳定性;损伤上皮细胞间的紧密连接,抑制上皮细胞有丝分裂和移行,促结膜下淋巴细胞向浆细胞转化和聚集;作为抗原抗体复合物反应,引起眼表过敏反应,导致炎症细胞聚集,炎症因子释放,影响黏蛋白及泪腺上皮。不同于全身药物导致的角膜上皮病变,局部不合理用药导致的角膜上皮病变恢复时间较长,治疗难度较大[14]。

(1) 药物本身毒性

1) 直接毒性作用:直接抑制蛋白合成,抑制核酸合成,破坏细胞膜或细胞间连接,抑制细胞外基质合成。这种药物呈现剂量依赖型细胞毒性作用,其毒性与药物浓度和作用时间正相关[14]。

2) 间接毒性作用:造成泪膜形成不稳定或成分改变;泪液相关腺体细胞功能受损,影响上皮再生,造成上皮微绒毛丧失[14]。

(2) 药物中防腐剂毒性:苯扎氯铵是药物中最常见的防腐剂,防腐剂在疾病初期影响细胞收缩,疾病中期抑制细胞有丝分裂,影响组织愈合,疾病后期引起细胞凋亡和破坏,破坏泪膜稳定性,直接损害对泪膜稳定性起重要作用的微绒毛,延迟上皮愈合溶解细胞间的糖蛋白,增加上皮细胞渗透,引起免疫炎症反应[14]。

(3) 药物引起的变态反应:临床上以 I 型、III 型变态反应多见,表现为角膜上皮下点状浸润、基质环状角膜浸润和局部变性[14]。

(4) 常见眼局部药物导致上皮损伤的发病机制[14]

1) 氨基糖苷类抗生素:非选择性抑制细胞蛋白合成,可导致角膜上皮剥脱,形成角膜浅表溃疡,是最易产生眼局部病变的抗生素。

2) 氟喹诺酮类抗生素:主要通过抑制细胞 DNA 螺旋酶和拓扑酶活性发挥作用;抑制角

膜上皮及基质细胞增殖。

3）抗病毒药：非选择性抑制细胞蛋白合成。

4）糖皮质激素：抑制成纤维细胞活性，增加胶原酶活性，影响角膜基质愈合。

5）局部麻醉药：①直接作用，破坏细胞器、细胞间的桥粒和细胞骨架，影响细胞新陈代谢和功能，抑制上皮细胞移行和分化，微绒毛散失，线粒体和溶酶体肿胀。②间接作用，影响泪膜稳定性，引起抗原抗体复合物反应。

6）非甾体抗炎药：选择性抑制细胞蛋白合成，损伤上皮微绒毛。

7）抗过敏药物：影响细胞膜磷脂层，增加细胞渗透性。

8）抗真菌药：非选择性抑制细胞蛋白合成，损伤上皮微绒毛。

9）抗青光眼药物：非选择性抑制细胞蛋白合成，泪液分泌减少，泪膜不稳定，引起免疫炎症反应。

二、诊断与鉴别诊断

（一）诊断

药源性角膜病变的诊断依据如下。

1. 病史　有全身或眼局部用药史，特别是短期局部大量使用或长期全身与局部使用一种或多种药物。

2. 症状　眼红、异物感、畏光、流泪、视物模糊，并随用药时间增加症状逐渐加重。

3. 体征　裂隙灯显微镜下可见睫状充血或混合充血，睑结膜面乳头、滤泡增生。典型的角膜病变表现为角膜上皮点状糜烂、结晶样改变、假树枝状、裂隙样或飓风样角膜上皮改变，角膜基质水肿浸润、角膜溃疡、内皮皱褶、反应性前房积脓等。角膜病灶特点为：创面较干净、病灶边界较清楚。

4. 眼科辅助检查与病原学检查

（1）眼前节 OCT 可以提示角膜病变范围及深度。

（2）活体角膜激光共聚焦显微镜在细胞层面可见上皮细胞肿胀、变性甚至缺失，大量朗格汉斯细胞活化成树突状细胞，可伴炎症细胞浸润，角膜神经纤维密度降低，基质细胞肿胀，可见高反光物质及内皮细胞肿胀、形态不清等表现。

（3）微生物检查：角膜刮片、微生物培养及病理检查排除细菌、真菌、棘阿米巴等其他感染。

（二）临床分期

1. 根据病变累及范围进行分期

（1）Ⅰ期：角膜上皮点状脱失、糜烂，下方严重（图 5-0-1）。

（2）Ⅱ期（代偿期）：角膜上皮飓风样脱失和糜烂（图 5-0-2）。

（3）Ⅲ期（代偿极限期）：裂隙样或假树枝状角膜上皮糜烂（图 5-0-3）。

（4）Ⅳ期：大范围角膜上皮细胞缺失或形成环形浸润（图 5-0-4）。

2. 根据病变程度可将药源性 CED 分为轻度、中度和重度。

（1）轻度药源性 CED：角膜上皮细胞点状糜烂（图 5-0-5）。

（2）中度药源性 CED：角膜知觉减退、角膜上皮细胞受损和基质水肿浸润（图 5-0-6）。

（3）重度药源性 CED：角膜溃疡、反应性前房积脓，以及角膜内皮细胞损伤等（图 5-0-7）。

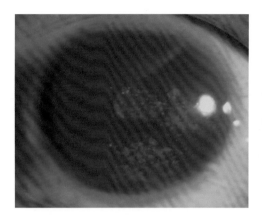

图 5-0-1 角膜上皮细胞损伤 I 期

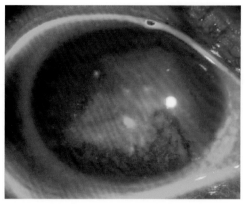

图 5-0-2 角膜上皮细胞损伤 II 期

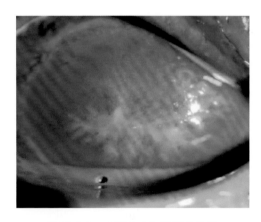

图 5-0-3 角膜上皮细胞损伤 III 期

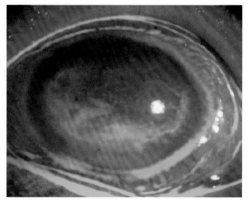

图 5-0-4 角膜上皮细胞损伤 IV 期

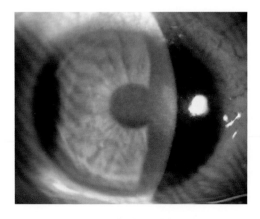

图 5-0-5 轻度药源性 CED

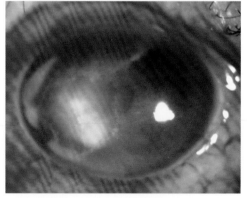

图 5-0-6 中度药源性 CED

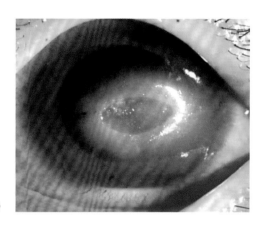

图 5-0-7　重度药源性 CED

（三）鉴别诊断

1. 上皮型单纯疱疹病毒性角膜炎　单纯疱疹病毒感染并反复发作病史,多有全身诱因,起病快。上皮型形态特征明显,为点状、树枝状、地图状改变,规律抗病毒治疗有效,反复发作者角膜知觉可减退(图 5-0-8)。

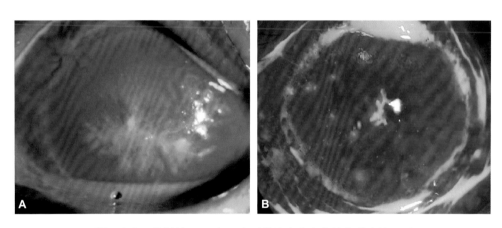

图 5-0-8　药源性 CED 与上皮型单纯疱疹病毒性角膜炎的鉴别

A.药源性角膜上皮细胞功能障碍患者角膜呈假树枝状改变,末端呈尖形;B.上皮型单纯疱疹病毒性角膜炎患者角膜呈真树枝样改变,末端膨大。

2. 干眼　角膜上皮损伤多发生于睑裂区,轻、中度干眼者上皮损伤较轻,上皮点状脱失可进行计数;重度干眼者多合并全身疾病,双眼发病多见,用药后病情一般好转(图 5-0-9)。

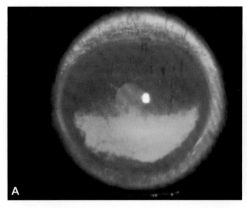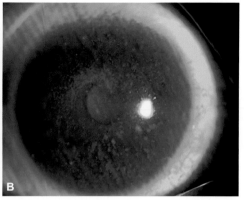

图 5-0-9　药源性 CED 与干眼的鉴别

A. 药源性角膜上皮细胞功能障碍患者角膜病灶主要位于下方,融合成片;B. 干眼患者病灶主要集中在睑裂区,上皮点状脱失可数或不可数。

三、预防与治疗

（一）预防

1. 规范局部滴眼液种类　注意仔细辨别疾病诊断及鉴别诊断,如存在无法辨别的情况,先按最危急、最可能导致患者视力损伤的疾病开始诊治,观察患者病情变化及时调整用药,疾病稳定期逐步和尽量减少药物使用,按规定频次使用,并根据患者病情逐渐减量,当患者出现药源性 CED 时,及时减少药物种类及频次。

2. 避免不正确的给药方式　结膜下注射尽可能少用,在疾病急性期或手术结束时可临时性使用,但需注意用药种类及剂量,疾病稳定期不推荐使用。

3. 加强患者用药的常识宣传　开展药源性角膜病变的宣教,让患者及患者家属认识到长期用药及不规范用药的不良反应,规范就医,避免跟风使用网红滴眼液。

（二）治疗

1. 治疗原则

（1）停用以往所有眼局部用药,进行诊断性治疗。

（2）保护角膜,减少再损伤。

（3）促进角膜组织损伤修复,治疗后 1 周内需密切观察病情变化。

（4）预防角膜继发感染。

2. 药物治疗[14]

（1）推荐无防腐剂的人工泪液:可稳定泪膜,保护角膜上皮。推荐使用玻璃酸钠滴眼液,每天 4~6 次。

（2）促进角膜修复类药物:①25%~50% 自体血清,轻度患者每天 4~6 次,中度患者可加至每 2 小时 1 次,重度患者可加至每小时 1 次,夜间不使用;②小牛血去蛋白提取物眼用凝胶,轻中度患者每天 4 次,重度患者更推荐使用 25%~50% 自体血清;③重组人表皮生长因子或重组牛碱性成纤维细胞生长因子滴眼液,每天 4 次,不建议长期使用,易导致角膜新生血管形成。

（3）口服药:①维生素 C,10mg,每天 3 次;②维生素 B_1,10mg,每天 3 次;③甲钴胺分散片,0.5mg,每天3次;④腺苷钴胺片,1.0g,每天3次。病情严重者可联合2~3种营养神经药物使用。

（4）预防感染药物:最低剂量的抗生素滴眼液或眼膏,推荐不含防腐剂的左氧氟沙星滴眼液,每天3次。

（5）扩瞳药:合并前房炎症患者,推荐阿托品眼用凝胶扩大瞳孔后改复方托吡卡胺滴眼液,每天1次。

3. 辅助治疗

（1）双眼或单眼包扎:对于片状角膜上皮缺损合并角膜知觉减退者,推荐使用小牛血去蛋白提取物眼用凝胶联合抗生素眼膏,连续双眼包扎3天,密切观察病情变化,如治疗有效,进一步支持诊断,后期视病情可改单眼包扎。

（2）角膜绷带镜:不配合包眼患者可佩戴角膜绷带镜,绷带镜连续佩戴不超过3周,使用期间需嘱患者勿揉眼,勿挤眼,预防性使用局部抗生素,避免感染,减少使用凝胶类药物,避免绷带镜表面蛋白沉积。

4. 手术治疗　如病情进展至角膜溃疡,保守治疗无效时,应积极采取手术治疗。根据病变程度和累及角膜组织的层面,可选择角膜上皮细胞基底膜针刺术、羊膜移植术、结膜瓣遮盖术以及角膜移植术。

（三）随访

1. 随访周期　病变处于早期患者可每周随访1次,角膜上皮完全愈合后半个月随访1次。病变处于中期及晚期患者,因溃疡形成,随访需密切。溃疡位于浅基质层患者可3天随访1次,直到溃疡明显好转后1周随访1次;溃疡达深基质层患者建议住院治疗,治疗前1周建议每日观察病情变化,直到溃疡明显愈合。

2. 随访注意事项　使用糖皮质激素患者需警惕角膜基质融解,导致病情加重;佩戴角膜绷带镜者,需提醒患者连续佩戴不超过21天,应定期更换,避免角膜感染;羊膜移植或结膜瓣遮盖者,缝线需拆除,避免揉眼导致遮盖物脱落;角膜移植患者,需提醒其勿自行使用和停用局部免疫抑制剂及激素。

四、典型病例分析

（一）病例1:长期使用表面麻醉剂导致药源性角膜上皮细胞功能障碍

主诉及病史:患者男,52岁,因"右眼眼红、异物感半年"就诊。外院按右眼病毒性角膜炎治疗,多种滴眼液频繁使用,当地医院怀疑棘阿米巴性角膜炎转会诊,既往右眼带状疱疹感染史。

眼部查体:视力,右眼0.8,眼压14mmHg,左眼1.0,眼压16mmHg。右眼结膜混合充血,角膜可见环形基质浸润灶,荧光素染色阴性,KP阴性,追述病史,曾因偶然滴用表面麻醉药后症状缓解,自行间断点表面麻醉药半年。

诊断:根据患者长期多种抗病毒药物频繁使用,同时自行点表面麻醉药,抗病毒治疗后病情加重,排除感染性角膜病变后,诊断右眼药源性CED。

处理:予以停用表面麻醉药,予重组牛碱性成纤维细胞生长因子滴眼液（每天4次）+氟米龙滴眼液（每天3次）+红霉素眼膏（每晚1次）。

疗效及随访:治疗8天后,患者右眼角膜环形基质浸润灶基本消退（图5-0-10）。

病例要点分析:该患者导致药源性CED的主要原因为用药时间长,自行乱用药。因患

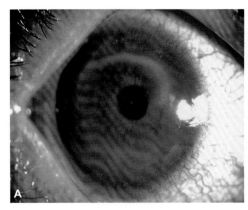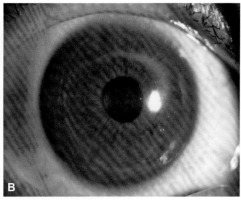

图 5-0-10　长期使用表面麻醉剂导致药源性 CED
A.治疗前,角膜环形基质浸润灶;B.治疗 8 天后,角膜环形基质浸润灶基本消退。

者右侧带状疱疹感染病史,外院按右眼病毒性角膜炎治疗半年。对于病毒性角膜炎,规律抗病毒治疗往往有效,当患者长期按抗病毒治疗效果不佳时或病情反复时,应考虑其他因素,详细询问病史是关键。

该患者角膜环形基质浸润灶,病史长,外院考虑棘阿米巴性角膜炎,但棘阿米巴性角膜炎自主症状重,角膜基质浸润明显,环形浸润灶中央角膜易水肿、浸润,该患者环形浸润灶中央角膜基本透明,无隐形眼镜配戴等危险因素,棘阿米巴性角膜炎诊断依据不足。病毒性角膜炎往往有反复发作病史,发病前常有感冒劳累病史。该患者治疗要点为停用既往所有药物,以促角膜上皮修复为主,因基质浸润明显,可予以眼表激素类药物抗炎治疗,夜间抗生素眼膏预防感染,治疗过程中需密切随访病情变化。

（二）病例 2：长期使用抗生素滴眼液导致药源性角膜上皮细胞功能障碍

主诉及病史：患者男,71 岁,因"左眼红痛 1 年余"就诊,患者自觉左眼眼红、眼痛,自行予以滴用"左氧氟沙星滴眼液" 2 个月余,症状无好转,在外院多次诊断为"左眼角膜炎",一直使用左氧氟沙星滴眼液、左氧氟沙星眼膏治疗近 1 年,其间间断使用氟米龙滴眼液,每天 3 次,外院建议患者行角膜移植,患者拒绝,遂来我院就诊。既往体健。

眼部查体：视力,左眼 0.2,眼压,左眼 10mmHg,角膜中央偏下方可见直径约 3mm 溃疡,溃疡边界清楚,基质水肿,上方及下方均可见新生血管长入,前房丁达尔效应阳性。

诊断：根据患者长期局部使用药物 1 年余,症状逐渐加重,溃疡边界清晰,病灶干净,排除感染性角膜病变后,诊断左眼药源性 CED。

处理：予停用既往药物,小牛血去蛋白提取物眼用凝胶+妥布霉素地塞米松眼膏连续包扎双眼。

疗效及随访：双眼包扎 3 天后,结膜充血及角膜溃疡明显好转,后期继续予以玻璃酸钠滴眼液（每天 4 次）+氟米龙滴眼液（每天 2 次）治疗（图 5-0-11）。

病例要点分析：导致该患者药源性 CED 的主要病因为自行长期滥用药物,就诊后仍未停止局部药物的使用。临床中,应注意局部抗生素滥用,注意抗生素使用依据。该患者溃疡边界清晰,干净,治疗已 1 年余,与细菌性角膜炎特点不符,予以微生物检查后进一步排除,诊断性停用既往药物,包扎双眼后治疗有效,溃疡灶基本愈合后,继续予以不含防腐剂的人工泪液促修复治疗,激素及时减量。

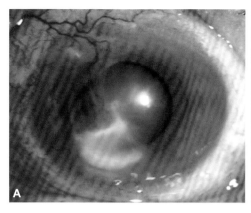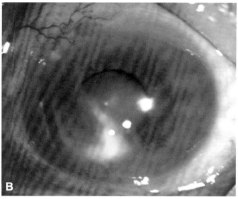

图 5-0-11 长期使用抗生素滴眼液导致药源性 CED

A. 治疗前,角膜中央偏下方可见直径约 3mm 溃疡,基质水肿,上方及下方均可见新生血管长入;

B. 连续包扎双眼治疗 3 天后,角膜溃疡明显好转。

(三) 病例 3:抗病毒抗细菌药物使用 1 年导致药源性角膜上皮细胞功能障碍

主诉及病史:患者女,因"右眼眼红痛 1 年余"就诊,患者自觉右眼异物感,反复使用局部抗病毒及抗感染药物 1 年余,症状反复并逐渐加重,伴视力下降、眼红、眼痛不适。既往:肺结核病史,抗结核治疗 1 年余,肺气肿 30 余年,肺源性心脏病 10 余年。

眼部查体:视力,右眼 指数/眼前 10cm,眼压 T_n,左眼 0.7,眼压 11mmHg。右眼角膜中央偏下方可见直径约 8mm 溃疡,溃疡边界清楚,基质、内皮水肿,下方新生血管长入,前房约 1.5mm 积脓。

诊断:根据长期使用抗病毒及抗细菌药物,用药过程中病情逐渐加重,病灶干净,溃疡边界清晰,排除感染性角膜病变后,诊断右眼药源性 CED。

处理:予以停用既往药物,2017 年 3 月 13 日行右眼羊膜移植术,术中佩戴角膜绷带镜,予以妥布霉素滴眼液(每天 6 次)、小牛血去蛋白提取物眼用凝胶(每天 3 次)、复方托吡卡胺滴眼液(每天 3 次)、妥布霉素地塞米松眼膏(每晚 1 次)治疗。

疗效及随访:2017 年 4 月 9 日再次行右眼羊膜移植术,术中佩戴角膜绷带镜,予以妥布霉素滴眼液(每天 4 次)、小牛血去蛋白提取物眼用凝胶(每天 3 次)、复方托吡卡胺滴眼液(每天 3 次)、妥布霉素地塞米松眼膏(每晚 1 次)治疗。

2017 年 5 月 16 日患者复诊,角膜溃疡愈合,予以重组牛碱性成纤维细胞生长因子滴眼液(每天 4 次)+玻璃酸钠滴眼液(每天 4 次)治疗,嘱患者定期复诊(图 5-0-12)。

病例要点分析:导致该患者药源性 CED 的主要病因为自行长期滥用药物,药物本身毒性及防腐剂毒性导致角膜上皮细胞功能障碍。该患者就诊时右眼角膜溃疡边界清,但合并前房积脓,需注意先排除感染性角膜炎,溃疡面大,单纯药物治疗效果往往不佳,考虑手术治疗。溃疡不深,羊膜移植可促进角膜上皮愈合,遂予以行羊膜移植术,术后联合佩戴角膜绷带镜,可减少眨眼导致羊膜缝线过早脱落,延长羊膜覆盖时间,因患者炎症反应重,在促修复的基础上加用局部激素抗炎、术后预防感染,羊膜融解后溃疡面仍未愈合,遂行第二次羊膜移植联合佩戴角膜绷带镜,直到溃疡面完全愈合。

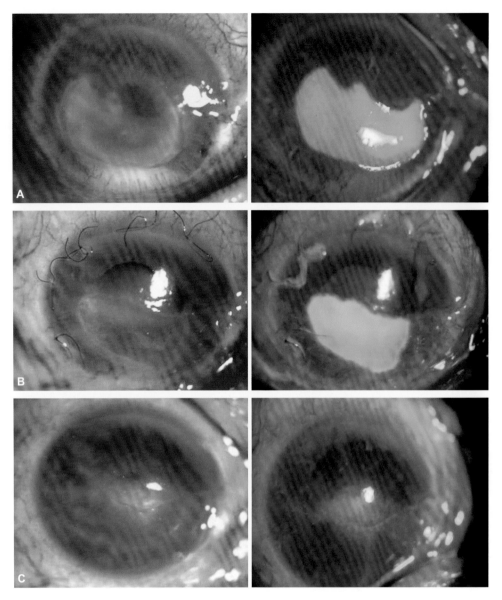

图 5-0-12　抗病毒抗细菌药物使用 1 年导致药源性 CED
A.治疗前,角膜溃疡合并前房积脓;B.治疗 1 个月后,前房积脓消失,角膜溃疡尚未愈合;C.治疗 2 个月后,角膜溃疡愈合。

❄➤ 要点总结 ❄➤

1. 定义　通常是由于全身及眼局部应用药物,直接或间接引起角膜组织病理性改变,临床表现多样。

2. 病因概要　用药频次或浓度过高,多种药物联合使用,反复结膜下注射,长期不合理用药易导致药源性 CED。

3. 临床表现特征　原发病好转后,病情随继续用药症状逐渐加重,需警惕药源性 CED。

4. 诊断依据　根据患者长期用药史,用药后病情逐渐加重,排除感染性因素,诊断性停药促修复治疗后病情好转,可诊断药源性 CED。

5. 治疗原则　停用以往所有眼局部药物,进行诊断性治疗,促进角膜修复,预防感染。

(陈　婷　孙旭光　周靓玉)

参考文献

1. FRAUNFELDER F W. Corneal toxicity from topical ocular and systemic medications. Cornea,2006,25(10): l133-1138.

2. ZAWAR V S,MAHADIK S. Corneal deposit after topical ciprofloxacin as postoperative medication after cataract surgery. Can J Ophthalmol,2014,49(4):392-394.

3. RAIZMAN M B,HAMRAH P,HOLLAND E J,et al. Drug-induced corneal epithelial changes. Survey of ophthalmology,2017,62(3):286-301.

4. 孙旭光. 重视药物源性角膜病变. 中华眼科杂志,2009,45(2):97-99.

5. PARK J M,JEONG K D,KANG M J,et al. Raloxifene induced keratopathy:A case report. American Journal of Ophthalmology Case Reports,2022,27:100661.

6. YEH S. Corneal verticillata after dualanti-epidermal growth factor receptor and anti-vascular endothelial growth factor receptor 2 therapy for anaplastic astrocytoma. Cornea,2009,28(6):699-702.

7. KEVIN M. Corneal in vivo confocal microscopy to detect belantamab mafodotin-induced ocular toxicity early and adjust the dose accordingly:A case report. Journal of Hematology & Oncology,2021,14(1):159.

8. ORLANDO R G,DANGEL M E,SCHAAL S F. Clinical experience and grading of amiodarone keratopathy. Ophthalmology,1984,91(10):1184-1187.

9. SHAH G K,CANTRILL H L,HOLLAND E J. Vortex keratopathy associated with atovaquone. Am J Ophthalmol, 1995,120(5):669-671.

10. FITT A,DAYAN M,GILLIE R F. Vortex keratopathy associated with ibuprofen therapy. Eye(Lond),1996,10 (1):145-146.

11. SZMYD L J R,PERRY H D. Keratopathy associated with the use of naproxen. Am J Ophthalmol,1985,99(5): 598.

12. STEIN C A,LAROCCA R V,THOMAS R,et al. Suramin:An anticancer drug with a unique mechanism of action. J Clin Oncol,1989,7(4):499-508.

13. AMICO D J,KENYON K R. Drug-induced lipidoses of the cornea and conjunctiva. Int Ophthalmol,1981,4(1-2):67-76.

14. 赵少贞,孙旭光. 药源性角结膜病变. 北京:人民卫生出版社,2022.

第六章 手术源性角膜上皮细胞功能障碍

手术源性 CED 指在无角膜缘干细胞功能障碍的情况下,由于术前、术中及术后各种相关因素所导致的角膜上皮增殖、连接、移行及黏附功能受损所导致的角膜上皮病变[1]。眼科手术的任何环节都有可能造成角膜上皮损伤,影响患者的手术效果。亚健康状态的患者更容易出现角膜上皮病变,这些手术源性角膜上皮病变的特点包括术后出现轻中度干眼、泪膜稳定性下降、泪液涂布障碍、角膜上皮点状缺损等。

随着手术导致的角膜上皮损伤得到大家的重视,越来越多的研究报道不同手术导致的角膜上皮损伤。Nishida[2,3]等发现,796 例白内障患者中,5.2% 的患者术后出现了自发性角膜上皮细胞糜烂,其中 63.4% 表现为角膜上皮细胞缺损,并认为此并发症与基底细胞黏附功能障碍有关。白内障手术的患者角膜上皮细胞出现了连接功能障碍,上皮细胞通透性增高[4]。

Lohmann[5,6]等观察 140 例白内障摘除手术患者,发现术后 2~3 周角膜代谢功能下降,角膜上皮通透性显著增加,9~12 个月后角膜上皮通透性才完全正常。Zuo 等[6,7]发现,准分子激光上皮瓣角膜磨损后,角膜上皮层的基底细胞出现了不同程度的形态学变化,这些基底细胞主要出现在角膜上皮瓣周围。术后 1 年,基底细胞形态学仍异常。角膜上皮层的异常可能是由于基底膜上坏死的基底细胞碎片残留引起的。

眼部手术后角膜功能恢复与角膜上皮细胞的修复与再生密切相关。角膜上皮细胞的修复主要分为再生、移行、黏附和连接 4 个关键步骤[1]。眼部手术可以导致角膜上述修复过程中某一个或多个环节被阻断,均可能诱发 CED。

一、病因与发病机制

(一)病因

导致手术源性角膜上皮细胞功能障碍的因素众多,包括患者术前的自身因素、术中操作对组织的损伤及围手术期用药。

1. 患者的自身因素 术前患风湿免疫系统疾病、干眼、结膜松弛、睑缘炎或睑板腺功能障碍,长期配戴角膜接触镜等[8]。

术前患糖尿病者需重视,特别是长期血糖控制不佳者,研究发现,糖尿病患者基底膜蛋白表达及含量异常,糖基化终末产物在基底细胞沉积,白内障术后基底细胞半桥粒的相对长度与健康人相比明显下降,角膜上皮黏附功能受损,角膜上皮基底细胞的数量以及神经纤维密度均明显低于健康人[9,10]。术后出现 CED 风险高,愈合相对困难。

2. 术中操作对组织的损伤 术中角膜暴露时间过长或干燥、高强度或长时间手术显微镜光照射、大量液体冲洗眼表等,手术切口的直接损伤、角膜神经的损伤、术中角膜上皮刮除、手术导致的炎症反应等[8]。

3. 围手术期用药　包括术中聚维酮碘消毒、局部麻醉药物使用、抗代谢药物使用、术后结膜下注射药物等。同时,术后抗青光眼、抗病毒、抗真菌药物等使用同样会造成眼表损伤,眼部术后使用妥布霉素地塞米松滴眼液的患者角膜上皮异常的概率升高[8,11]。

不同手术导致角膜上皮细胞功能障碍的原因分析如下。

（1）屈光手术:手术源性角膜上皮病变人群大部分源于角膜屈光手术后,影响因素包括,①刀片质量不佳,制作角膜瓣的质量不佳,术中透镜取出困难,反复操作;②术中角膜上皮损伤;③离断神经纤维,知觉减退和神经性营养因子表达量下降,造成杯状细胞损伤,合成黏蛋白下降,最终导致眼表上皮病变的发生。

（2）白内障手术:①术中眼表反复被生理盐水冲刷;②透明角膜切口,特别是3:00及9:00位透明角膜切开,损伤进入角膜神经的主干。白内障术后CED出现时间一般早于玻璃体切除术后,可能与白内障手术切口位于角膜相关。

（3）抗青光眼手术:①术中抗代谢药物使用;②术后眼表结构改变,使泪膜附着异常;③术后需长期使用抗青光眼药物。

（4）玻璃体切除手术:①手术时间相对较长,术中眼表长时间被灌注液冲刷;②顶压操作挤压角膜变形,易造成角膜上皮机械性损伤;③因术中角膜上皮水肿,视野不清晰,需要术中刮除角膜上皮。

（5）翼状胬肉切除手术:①术中尖锐器械反复搔刮角膜;②过度使用抗代谢药物。

（6）角膜移植手术:①术中直接损伤角膜神经;②术中植床及植片不匹配,特别是植片明显厚于植床,导致植片上皮化困难;③术后需长期使用局部药物。

（7）眼睑手术:①术中切除过多皮肤、肌肉;②术中损伤睑板腺或泪腺;③术后双重睑缝线暴露、睑裂闭合不全、睑内翻、睑外翻、瞬目障碍等导致角膜上皮暴露、干燥、反复缺损。

（二）发病机制

手术源性CED早期上皮水肿、点状病变为角膜上皮细胞连接障碍,进展期丝状剥脱、缺损为角膜上皮细胞黏附异常,病变晚期出现迁延性溃疡为上皮细胞增殖、移行合并神经损伤[1]（图6-0-1）。

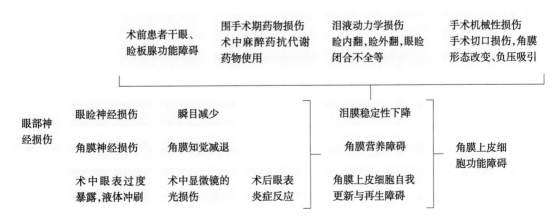

图 6-0-1　手术源性角膜上皮细胞功能障碍的发病机制

二、临床表现与诊断

（一）临床表现

1. 症状 手术源性角膜上皮细胞功能障碍在手术后出现,早期以眼异物感、眼红、磨砂感为主,逐渐出现视力下降、畏光、流泪、睁眼困难等不适,合并角膜知觉异常。

2. 体征 病变早期为角膜上皮水肿,角膜上皮渗透性增加,荧光素染色为弱阳性,随后出现点状着染、片状缺损、假树枝状及溃疡等。

（二）诊断

诊断依据如下。

1. 病史 患者近期有眼部手术史,术前无角膜上皮异常改变,术后 1~4 周出现角膜上皮病变。

2. 体征 角膜上皮水肿,荧光素染色为弱阳性,随后出现点状着染、片状缺损、假树枝状及溃疡等,使用保护角膜上皮药物后患者相应的临床症状及体征明显改善。

3. 眼科辅助检查

（1）活体角膜激光共聚焦显微镜:早期可见基底细胞形态异常,随着病变严重程度可出现角膜上皮缺失,可见大量朗格汉斯细胞活化,炎症细胞一般少见,神经纤维密度降低,基质细胞肿胀,可见高反光物质及内皮细胞肿胀、形态不清等表现。

（2）眼前节 OCT:术前、术后角膜上皮厚度变化或上皮缺损。

4. 微生物检查 用以排除细菌、真菌、棘阿米巴等其他微生物感染。

（三）鉴别诊断

1. 免疫系统疾病相关角膜上皮损伤 干燥综合征、类风湿性关节炎导致的继发性干燥综合征等自身免疫性疾病,均容易引起眼表长期免疫炎症,导致角膜上皮糜烂,上皮糜烂常为双眼发病,炎症反应重,并难以用药物控制,患者往往合并全身免疫指标异常（图 6-0-2）。

2. 复发性角膜上皮糜烂 常有指甲、纸片、植物等擦伤史。常表现为晨起突发的眼痛、畏光、流泪等症状,因基底膜连接复合体异常,基底上皮细胞层间的黏附变得松散,最终引起反复发作的角膜上皮剥脱,病变多为同一部位,裂隙灯显微镜下可见愈合的上皮与基底膜黏附不良（图 6-0-3）。

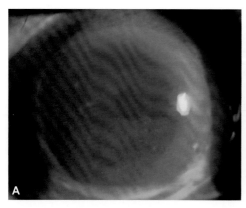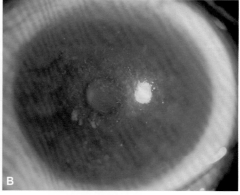

图 6-0-2 白内障术后 CED 与干燥综合征相关角膜上皮损伤的鉴别

A. 白内障术后 CED,角膜上皮水肿,散在点状染色;B. 干燥综合征相关角膜上皮损伤,弥漫性上皮损伤,融合成片点状和簇状染色。

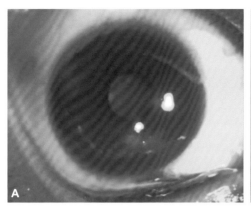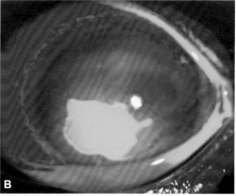

图 6-0-3　全飞秒术后 CED 与复发性角膜上皮糜烂的鉴别

A. 全飞秒术后 CED,上皮水肿,呈点片状染色;B. 复发性角膜上皮糜烂,上皮片状缺损,部分已愈合上皮与基底膜黏附不良。

三、预防与治疗

（一）预防

手术源性 CED 重在预防及早期发现。

1. 术前　术前详细询问患者病史,合并系统性疾病者请相关科室稳定病情。注重患者眼部每个细节,增加干眼、睑板腺等相关检查,早期发现已经存在的睑板腺功能障碍、干眼以及干眼危险因素,术前给予相应处理,择期手术可待患者眼表情况稳定后再行手术治疗。

2. 术中　严格把控聚维酮碘的使用时间,聚维酮碘浸泡结膜囊时间不超过 30 秒,不同种类手术在术中均需注意保护角膜,可用湿棉片或角膜保护剂,减少液体直接冲刷角膜的次数。

（1）屈光手术:①良好的刀片和良好的角膜瓣制作;②缩短手术时间或负压吸引操作时间,避免反复负压吸引;③术中动作轻柔,避免直接损伤角膜上皮。

（2）白内障手术:①术中减少手术等待时间,减少表面麻醉药物的使用频率;②操作轻柔,避免反复大量液体直接冲洗角膜;③调整手术显微镜的光亮度,如非操作等待过程中,关闭显微镜照明,尽可能以满足手术最低的亮度照明;④避免在 3:00 及 9:00 位做透明角膜切口。

（3）玻璃体切除手术:①因手术时间长,建议使用新型角膜保护剂,减少术中液体冲刷眼表;②顶压操作时动作轻柔;③不在术中刮除角膜上皮。

（4）抗青光眼手术:①术中使用抗代谢药物时避免直接接触角膜;②抗代谢药物使用后需用生理盐水冲洗干净。

（5）翼状胬肉切除手术:①术中分离胬肉头部时因钝性分离,避免尖锐器械反复搔刮角膜;②初发胬肉手术时可无需使用丝裂霉素;③术中注意使用湿棉片保护角膜,避免干燥。

（6）角膜移植手术:①如条件允许,尽可能使用新鲜的角膜材料;②术中植床及植片应匹配;③生物角膜因复水原因,术中植片可略大于植床。

（7）眼睑手术:①勿要盲目追求欧式大双眼皮,去除皮肤或眼轮匝肌时注意多次少量去除,避免术后出现眼睑闭合不全、睑外翻等并发症;②术中避免缝线穿透睑板,摩擦角膜,术中应避免过多损伤睑板;③不建议行下眼睑下至等破坏正常眼睑结构的美容手术。

3. 术后 具有危险因素的患者术后早期给予预防性治疗,如点用无防腐剂的人工泪液和促黏蛋白分泌的人工泪液。术后嘱患者规律用药,定期复查,以便发现早期的眼表病变,合并干燥综合征或其他严重风湿免疫系统疾病患者,必要时术后早期使用湿房镜、临时性泪点栓等改善眼表情况。

(二) 治疗

1. 治疗原则 去除诱发因素,改善全身疾病情况,停用既往所有局部使用药物。

2. 药物治疗

(1) 对于角膜上皮点状混浊、簇状混浊、角膜荧光素染色阳性患者:推荐小牛血去蛋白提取物眼用凝胶,每天 3 次;无防腐剂玻璃酸钠滴眼液,每天 4 次;夫西地酸眼用凝胶或左氧氟沙星眼用凝胶,每晚 1 次;预防感染治疗。

(2) 对于迁延性角膜上皮片状缺损的患者:推荐 20%~100% 自体血清,每天 4~6 次;无防腐剂玻璃酸钠滴眼液,每天 4 次;夫西地酸眼用凝胶或左氧氟沙星眼用凝胶,每晚 1 次;预防感染治疗。在临床治疗中发现,自体血清治疗手术源性 CED 优于重组牛碱性成纤维细胞生长因子滴眼液。

(3) 对于合并炎症浸润无前房积脓的患者:推荐加用氟米龙滴眼液,每天 1~4 次。

(4) 对于合并炎症浸润有前房积脓的患者:推荐加用妥布霉素地塞米松眼膏,每天 1~2 次。

(5) 对于合并神经营养障碍的患者:维生素 B_1,每次 10mg,每天 3 次口服;甲钴胺分散片,每次 0.5mg,每天 3 次口服;或腺苷钴胺片,每次 1.0g,每天 3 次口服治疗。

药物治疗有效指征包括:①患者症状减轻、疼痛减轻;②缺损的角膜上皮逐渐修复;③角膜基质层浸润减少;④前房炎症消失。

3. 辅助治疗

(1) 双眼或单眼包扎:对于片状角膜上皮缺损合并角膜知觉减退患者推荐使用小牛血去蛋白提取物眼用凝胶联合抗生素眼膏,连续双眼包扎 3 天,密切观察病情变化,如治疗有效进一步支持诊断,后期视病情可改单眼包扎。

(2) 角膜绷带镜:不配合包眼患者可佩戴角膜绷带镜,绷带镜连续佩戴不超过 3 周,使用期间需预防性使用局部抗生素,避免感染,减少凝胶类药物使用,避免绷带镜表面蛋白沉积。

4. 手术治疗 如病情进展为角膜溃疡,保守治疗无效时应积极采取手术治疗。根据病情需要可选择角膜基质浅层针刺术、羊膜移植、结膜瓣遮盖、准分子激光治疗性角膜切削术、角膜移植。

四、典型病例分析

(一) 病例 1:白内障术后角膜上皮细胞功能障碍

主诉及病史:患者男,67 岁,因"左眼异物感不适 5 个月余"就诊,患者 5 个月前因左眼白内障行白内障超声乳化吸除+人工晶状体植入术,术后觉左眼异物感不适,一直间断性予以局部药物治疗,自觉左眼异物感逐渐加重,伴视力下降。

眼部查体:视力,左眼 指数/眼前 30cm,眼压 19mmHg,左眼结膜充血,角膜上皮呈假树枝状改变,人工晶状体在位。

诊断:根据患者左眼行白内障手术,术后出现异物感,一直间断性予以局部药物治疗,诊断为左眼白内障术后 CED(合并药源性),左眼人工晶状体眼。

处理：予以停用所有眼药，第一阶段治疗予以小牛去蛋白提取物眼用凝胶+妥布霉素地塞米松眼膏包眼。

疗效及随访：间断眼包扎治疗10天后，患者左眼视力0.2，角膜染色呈线状改变；后予以重组牛碱性成纤维细胞生长因子滴眼液（每天4次）、玻璃酸钠滴眼液（每天4次），并佩戴角膜绷带镜治疗7天后，角膜上皮完全愈合（图6-0-4）。

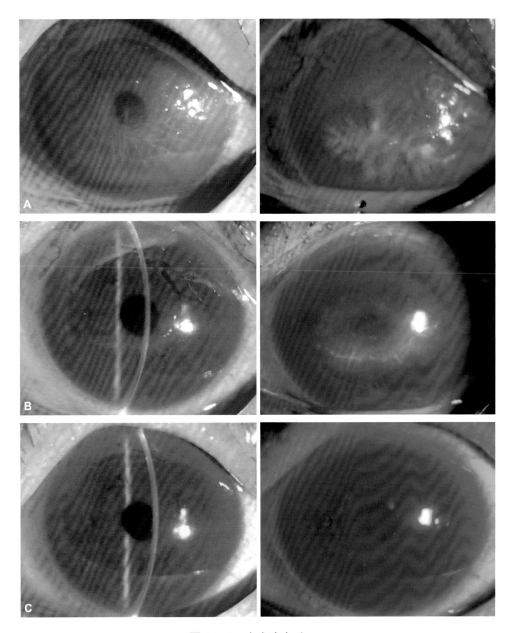

图6-0-4　白内障术后CED

A. 为白内障术后治疗前，角膜上皮呈假树枝状改变；B. 为治疗10天后，角膜上皮呈线状改变；
C. 为治疗17天后角膜完全愈合。

病例要点分析:白内障手术,术中使用表面麻醉药物及聚维酮碘、手术过程中显微镜照射及术前术中大量盐水冲洗、常规白内障术后1个月用药及术后炎症反应,均可对眼表造成损伤,导致CED形成。该患者行白内障手术后出现左眼异物感,因异物感长期使用药物,病灶为典型假树枝状上皮改变,考虑手术源性CED(合并药源性),患者病史长,予以停用既往所有药物,包扎双眼治疗后病情好转,进一步支持诊断,后期继续予以角膜绷带镜保护角膜上皮的同时促修复治疗。

(二) 病例2:后部玻璃体切除术后角膜上皮细胞功能障碍

主诉及病史:患者女,67岁,3个月前因"左眼糖尿病视网膜病变"行左眼后部玻璃体切除联合白内障超声乳化吸除+IOL植入手术,术后复查发现左眼角膜上皮缺损,一直予以局部药物治疗3个月无好转。既往糖尿病病史,血糖控制欠佳。

眼部查体:视力,左眼0.02,眼压15mmHg。左眼结膜充血,角膜上皮片状缺损,末端假树枝状改变,瞳孔直径约3.5mm,人工晶状体在位。

诊断:根据患者既往病史,后部玻璃体切除术后发现角膜上皮持续缺损,为典型假树枝状改变,诊断为左眼手术源性CED(合并药源性),左眼人工晶状体眼,左眼糖尿病视网膜病变。

处理:予以停用所有眼药,第一阶段治疗予以小牛血去蛋白提取物眼用凝胶(每天4次)、氟米龙滴眼液(每天3次),并佩戴角膜绷带镜治疗。

疗效及随访:治疗2个月后,其间角膜溃疡愈合缓慢,左眼视力0.01,角膜上皮呈飓风样改变,第二阶段予以小牛去蛋白提取物眼用凝胶+妥布霉素地塞米松眼膏连续包扎左眼。再治疗8天后,角膜溃疡基本愈合,继续予以重组牛碱性成纤维细胞生长因子滴眼液(每天4次)、玻璃酸钠滴眼液(每天4次),并持续佩戴角膜绷带镜治疗(图6-0-5)。

病例要点分析:玻璃体切除手术,术中使用表面麻醉药物及聚维酮碘、手术过程中显微镜照射及术前术中大量盐水冲洗,同时后部玻璃体切除联合白内障手术时间长、患者既往糖尿病血糖控制不佳,术前角膜上皮虽未发现异常,但糖尿病患者因长期高血糖对角膜神经的影响,术后更易出现CED。该患者行左眼后部玻璃体切除联合白内障手术后出现角膜上皮缺损,同时用药3个月余,病灶为典型假树枝状上皮改变,考虑为左眼手术源性CED。患者病史长,同时合并糖尿病,内分泌科控制血糖,予以佩戴角膜绷带镜联合药物治疗,角膜上皮愈合相对缓慢,遂予以行左眼连续包扎,嘱患者闭眼休息,包扎可同时制动患者眼球运动,包眼治疗后,患者上皮基本愈合,但上皮仍不健康,继续佩戴角膜绷带镜同时促修复治疗。

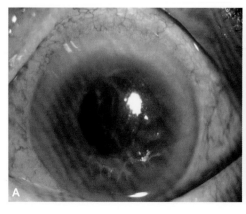
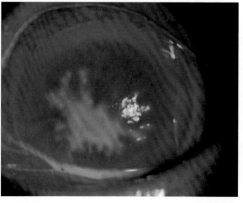

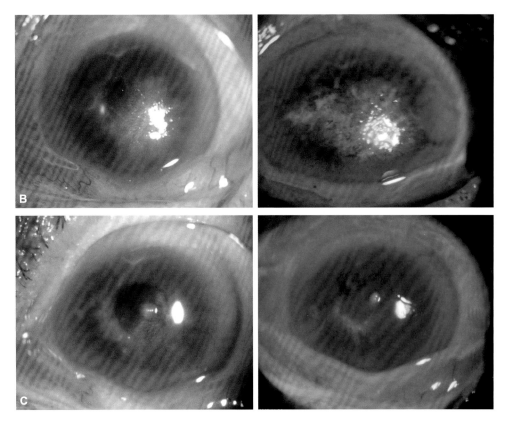

图 6-0-5　糖尿病+玻璃体切除+白内障超声乳化吸除+IOL 植入术后+药源性 CED
A. 治疗前,角膜上皮片状缺损,末端假树枝状改变;B. 治疗 2 个月后,角膜上皮呈飓风样改变;
C. 治疗 2 个月余后,角膜上皮呈线样改变。

(三) 病例 3:糖尿病患者白内障术后角膜上皮细胞功能障碍

主诉及病史:患者男,65 岁,因"左眼白内障术后 5 个月,眼异物感 4 个月余"入院,患者 5 个月前因左眼白内障行白内障超声乳化吸除+人工晶状体植入术,术后半个月余觉左眼异物感不适,自行予以局部药物治疗 3 个月,症状逐渐加重。既往 2 型糖尿病病史,血糖控制欠佳。

眼部查体:视力,左眼 指数/25cm,眼压 19mmHg,左眼结膜充血,角膜上皮呈假树枝状改变,基质水肿,人工晶状体在位。

诊断:根据患者既往病史及左眼行白内障手术后出现异物感不适,病灶呈典型假树枝状表现,诊断为左眼手术源性 CED(合并药源性)、左眼人工晶状体眼、2 型糖尿病。

处理:停用所有眼药,控制血糖,第一阶段治疗予以小牛去蛋白提取物眼用凝胶+妥布霉素地塞米松眼膏间断包扎左眼。

疗效及随访:2 周后,角膜上皮较前愈合,角膜上皮粗糙。第二阶段予以重组牛碱性成纤维细胞生长因子滴眼液(每天 4 次)、玻璃酸钠滴眼液(每天 4 次),并佩戴角膜绷带镜治疗 7 天后,角膜上皮粗糙明显改善。第三阶段予以重组牛碱性成纤维细胞生长因子滴眼液(每天 4 次)、玻璃酸钠滴眼液(每天 4 次)治疗,角膜上皮损伤在逐渐好转中(图 6-0-6)。

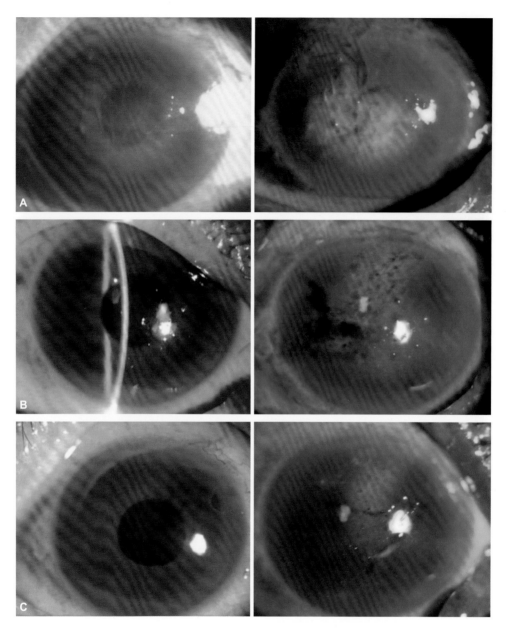

图 6-0-6 白内障术后+糖尿病+药源性 CED 5 个月

A. 治疗前,角膜上皮假树枝状改变;B. 治疗 2 周后,角膜上皮粗糙;C. 治疗 3 周后,角膜上皮粗糙明显改善。

病例要点分析:该患者行左眼白内障手术后出现角膜上皮缺损,同时用药 3 个月余,病灶为典型假树枝状改变,考虑左眼手术源性 CED。患者术前具有糖尿病这一危险因素,病程长,自行长期用药,考虑该患者是手术、糖尿病和药源性联合导致 CED。患者病灶不深,考虑先予以药物治疗,内分泌科控制血糖,包扎左眼后上皮明显愈合,但上皮粗糙,继续佩戴角膜绷带镜同时促修复治疗。白内障术前需注意询问患者病史,特别是糖尿病病史,血糖长期控制不佳者建议先控制血糖后再行白内障手术,对于全身情况不好者,更应强调术后规律复查及不要自行滥用药物的重要性。

（四）病例 4：角膜移植术后角膜上皮细胞功能障碍

主诉及病史：患者女，58 岁，因"左眼眼红、眼痛 1 周"入院，患者 1 周前自觉左眼眼红、眼痛，难以忍受，伴畏光、流泪，在外院行局部药物治疗，具体不详，症状未缓解，遂入我院。

眼部查体：视力，右眼 1.0，左眼 0.8；眼压，右眼 17mmHg，左眼 15mmHg。左眼结膜充血，全周边缘角膜灰白色溃疡，呈蚕食样，溃疡前缘浸润、隆起，与角膜缘之间无透明间隔，中央角膜透明。右眼未见明显异常。

诊断：根据患者典型的蚕食样溃疡病灶，考虑诊断为左眼蚕食性角膜溃疡。

处理：行左眼指环状板层角膜移植术。术后 3 天检查发现，左眼植片和植床角膜上皮大片缺损，考虑为左眼角膜移植术后 CED。予以小牛血去蛋白提取物眼用凝胶（每天 4 次）、玻璃酸钠滴眼液（每天 4 次）、他克莫司滴眼液（每天 3 次），并佩戴角膜绷带镜。

疗效及随访：连续治疗 15 天后，角膜上皮愈合（图 6-0-7）。

病例要点分析：蚕食性角膜溃疡是一种慢性匐行性、疼痛性角膜疾病，常常发生于中老年人。特征是溃疡从角膜周边部开始，逐渐向中央角膜浅层基质层蚕食性进展，向角膜中央进展呈潜掘状，同时血管化组织逐渐填补溃疡区。蚕食性角膜溃疡累及全周角膜，病灶达深基质层，即将穿孔或已穿孔者需行手术治疗，角膜移植手术方式首选板层角膜移植，角膜移植术后角膜上皮因植片无角膜神经，植床角膜神经被切断及原发病的影响，常出现角膜上皮愈合困难，早期可予以佩戴角膜绷带镜，因蚕食性角膜溃疡为免疫相关疾病，术后早期需联合激素及免疫抑制剂治疗，激素及免疫抑制剂对上皮修复有抑制作用，需局部加强促上皮修复治疗。

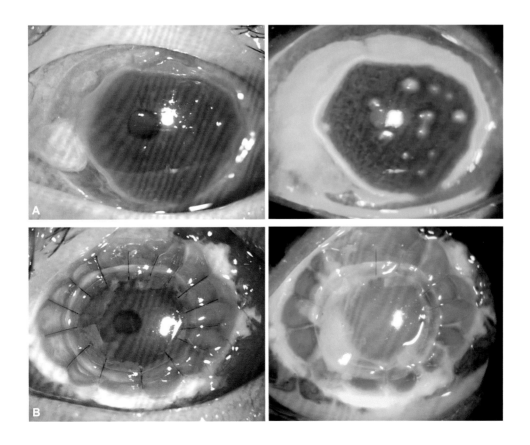

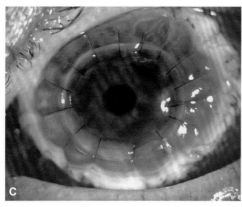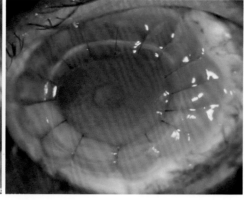

图 6-0-7 角膜移植术后 CED

A. 治疗前,全周边缘角膜溃疡;B. 行保存材料的指环状板层角膜移植术后 3 天,植片和植床角膜大片上皮缺损;C. 治疗半个月后,植片和植床角膜上皮愈合。

❋❋ 要点总结 ❋❋

1. 危险因素 手术源性 CED 的危险因素包括患者术前自身因素、术中操作对组织的损伤及围手术期用药。

2. 发病机制 眼科手术的任何环节都有可能造成泪膜稳定性下降、角膜营养障碍以及角膜上皮自我更新和修复障碍,从而导致角膜上皮损伤。

3. 诊断依据 根据患者眼部手术后出现角膜上皮损伤及典型上皮损伤形态可诊断。

4. 预防 手术源性 CED 重在预防。术前需询问患者全身系统性疾病史,特别是糖尿病病史,详细的眼部体格检查,对于有危险因素存在的患者先控制全身病情及稳定眼表情况后再行手术治疗,术中操作轻柔,术后密切随访亦是关键。

5. 治疗要点 去除诱发因素,改善全身疾病情况,停用既往所有局部使用药物,加强促修复治疗,药物治疗效果不佳时应及时手术治疗。

(陈 婷 王 华 周朔雯)

参考文献

1. 孙旭光,袁进. 我国角膜上皮损伤临床诊治专家共识(2016 年). 中华眼科杂志,2016,52(9):644-648.

2. NISHIDA T,YAGI J,FAKUDA M,et al. Spontaneous persistent epithelial defects after cataract surgery. Cornea, 1987,6(1):32-37.

3. 孙旭光,王森. 重视白内障术后角膜上皮功能障碍. 中华眼科杂志,2015,51(3):161-162.

4. AL-HINAI A S. Corneal epithelial defect after pars plana vitrectomy. Oman J Ophthalmol,2017,10(3):162-166.

5. LOHMANN A M,VAN BEST J A,DE KEIZER R J. Corneal metabolism and epithelial barrier function after cataract surgery and intraocular lens implantation:A fluorophotometric study. Int Ophthalmol,1995,19(4):225-233.

6. 曲景瀚,孙旭光. 角膜上皮层基底细胞及基底膜的研究进展. 中华眼科杂志,2016,52:703-707.

7. ZUO J,ZHANG C W,ZHOU X,et al. Characterization of abnormal epithelium,after laser-assisted subepithelial keratectomy using in vivo confocal microscopy. Genet Mol Res,2015,14(2):4749-4756.

8. CHEN Y A, HIMSCHALL N, FINDL O, et al. Comparison of corneal wetting properties of viscous eye lubricant and balanced salt solution to maintain optical clarity during cataract surgery. J Cataract Refract Surg, 2011, 37 (10): 1806-1808.

9. HERSE P R. A review of manifestations of diabetes mellitus in the anterior eye and cornea. Am J Optom Physics Opt, 1988, 65 (3): 224-230.

10. QUADRADO M J, POPPER M, MORGADO A M, et al. Diabetes and corneal cell density in humans by confocal microscopy in vivo. Cornea, 2006, 25 (7): 761-768.

11. 曲景灏, 王智群, 张阳, 等. 白内障摘除术后角膜上皮功能临床病例分析. 中华眼科杂志, 2017, 53 (3): 188-192.

第七章　神经营养性角膜上皮细胞
　　　　　功能障碍

神经营养性角膜上皮细胞功能障碍最常见的疾病类型是神经营养性角膜病变（neurotrophic keratitis，NK），又称神经营养性角膜炎，是由三叉神经支配受损引起的角膜退行性病变，导致角膜的敏感性降低或散失，常见原因包括疱疹病毒感染、颅脑和眼科手术损伤、糖尿病等，可导致干眼、角膜上皮缺损和角膜溃疡[1]。

NK 是一种罕见的退行性疾病，患病率低于 5/10 000[2]，值得注意的是，NK 通常可与其他慢性疾病共存，如角膜缘干细胞缺乏症、特应性角膜结膜炎和严重干眼等[3,4]。

一、病因与发病机制

（一）病因

1. 病毒感染　单纯疱疹病毒及带状疱疹病毒是最常见的导致角膜感染的两种病毒，均为嗜神经病毒。机体感染病毒后，病毒会寄存在神经细胞与神经纤维上，当机体免疫力低下时就会发病，两种病毒对末梢神经的损伤较为严重。病毒感染角膜后会出现角膜神经炎症及损伤，反复发作可引起角膜神经反复损伤，从而出现知觉减退或缺失[5]。

2. 眼部用药　大部分滴眼液中均含有防腐剂，患者长期使用后会导致结膜杯状细胞损伤，影响泪液成分，改变眼表微环境，导致角膜上皮缺损，神经受到损害，引起角膜知觉障碍[5]。

3. 医源性损伤　颅内肿瘤和神经疾病手术，如治疗三叉神经痛以及颅内动脉瘤切除术、听神经瘤切除术等，均可能损伤三叉神经核、三叉神经根、三叉神经节或三叉神经眼支的任何部位。面部外伤及手术可能导致三叉神经和第V脑神经同时受损，引起 NK 和暴露性角膜炎[6]。

角膜屈光手术（如准分子激光原位角膜磨镶术）、大切口白内障摘除手术、角膜移植、其他眼科手术术中行 3：00 及 9：00 位角膜切口等均可能切断角膜神经主干或分支，导致 NK。患者长期配戴角膜接触镜，可导致角膜缺氧，角膜神经营养传递障碍，出现角膜神经损伤。

1. 眼表和角膜化学烧伤　角膜化学物质及毒性损伤，可直接损伤角膜神经，导致 NK。

2. 糖尿病　高血糖是糖尿病周围神经病发生的主要原因，高血糖及其后发的一系列代谢紊乱直接或间接作用于神经组织而引起神经病变。

3. 维生素 A 缺乏症　可引起角膜上皮神经知觉减退，导致角膜上皮持续不愈合、皮肤角化改变和角膜溃疡，主要与全身营养代谢障碍和泪液减少有关。

4. 先天性疾病　如家族性自主神经功能异常（Riley-Day 综合征）、Goldenhar-Gorlin 综合征、Mobius 综合征、先天性痛觉迟钝和无汗症、先天性家族性角膜神经发育异常等[7]。

5. 遗传相关角膜病　网格状角膜营养不良等,常合并角膜知觉减退,出现反复性角膜上皮缺失或剥脱,具体机制不明(表 7-0-1)。

表 7-0-1　不同部位神经病变的常见疾病

病变部位	病因
中枢神经	肿瘤,脑动脉瘤术后,听神经瘤术后 多发性硬化
三叉神经	睫状神经病变 眼眶肿瘤 眼眶手术 面部创伤 糖尿病
眼神经	视网膜脱离手术 全视网膜激光光凝
角膜神经	感染(单纯疱疹病毒,带状疱疹病毒) 屈光手术和角膜移植术后 角膜烧伤、角膜化学伤 角膜接触镜磨损 局部麻醉药物滥用

(二) 发病机制

1. 神经营养障碍　各种原因导致的终末神经损伤会阻断神经肽和营养因子的供应,导致角膜上皮细胞完整性丧失,促进上皮细胞凋亡,减少角膜上皮细胞更新,这些机制共同导致角膜上皮愈合受损,暴露的角膜基质受到酶的降解,使角膜基质变薄、融解和穿孔。

2. 泪液分泌异常　反射性泪液分泌减少和保护性眨眼丧失进一步使得炎症因子积累,加剧眼表损伤。

3. 角膜上皮细胞产生对神经元生长和存活至关重要的因子,因此,角膜上皮损伤会导致这些神经营养因子丢失,从而出现神经元和角膜上皮损伤的"恶性循环"[8]。

4. 糖尿病对眼部的损伤作用

(1) 高血糖可致营养神经的微血管处于高凝状态,管腔狭窄,局部血流灌注不足,造成神经组织的髓鞘结构或功能损伤。

(2) 糖尿病合并脂代谢异常者会导致扩血管物质(前列腺素)生成减少,出现缺血缺氧性神经损害。

(3) 糖尿病状态下,活性氧的产生及氧化应激水平升高,导致神经损伤,神经生长因子如 IGF-1、IGF-2 和神经营养素来源于神经纤维支配的细胞,通过调节核酸和蛋白质代谢,促进神经结构蛋白质合成,对神经生长发育及保护有重要意义。

(4) 血糖增高时,神经生长因子的合成受到抑制,导致神经营养障碍和再生受损。治疗糖尿病视网膜病变行周边全视网膜激光光凝术,可加重角膜知觉减退。

糖尿病除引起角膜知觉减退外,还可影响角膜上皮与基底膜附着,以及眼表微环境,增加眼科手术后发生持续性角膜上皮缺损和愈合不良的风险。

二、临床表现与分期

(一) 临床表现

在早期,角膜感觉减退的患者可能表现出类似于"干眼"的症状,如畏光、间歇性视力模糊和异物感。由于角膜神经缺失,表现为症状与体征可相分离,症状越轻,提示角膜病变越严重可能。因病变越重,患者角膜神经缺失、营养障碍越严重,角膜自我保护机制异常,患者往往无明显自主症状。临床上,患者容易忽略病情,从而导致大多数患者就诊时角膜溃疡已形成。

1. 病史　患者既往有颅内肿瘤、听神经瘤、糖尿病、化学伤等导致神经异常的病史。

2. 症状　神经损伤的患者早期为神经过敏,患者有眼红、刺痛、异物感、视力波动、视力下降等症状,晚期反应迟钝甚至消失,表现病变虽重,但患者刺激症状轻,"无睁眼困难"。

3. 体征　可见眼睑闭合不全、睑外翻、球结膜玫瑰红染色阳性、角膜上皮点状荧光素染色、Gaule 斑、椭圆或圆形持续性角膜上皮缺损或角膜溃疡、角膜知觉减退甚至消失等。

(二) 临床分期

根据经典的 Mackie 分期,将 NK 分为以下三期(表 7-0-2)[9]。

Ⅰ期:由于神经感觉异常,导致患者眨眼频率降低,泪液在眼表的分布量减少,眼表暴露时间过长,从而出现眼表损伤。角膜上皮外层增生,分化异常,表现为 TBUT 缩短,反复点状角膜上皮缺损以及干燥角膜上皮瘢痕性病灶(Gaule 斑),长期角膜上皮缺损可伴有上皮下瘢痕及浅层新生血管形成。

Ⅱ期:如果不及时治疗,会出现持续和复发性角膜上皮缺损,椭圆形及圆形角膜上皮缺损为典型表现,缺损部位的上皮边缘常皱褶,可伴有角膜基质水肿及后弹力层皱褶、前房炎症反应。

Ⅲ期:病变进一步进展,角膜基质融解,溃疡形成,如合并感染或用药不当甚至导致溃疡穿孔。

表 7-0-2　Mackie 分期

分期	体征	配图
Ⅰ期	TBUT 减少 浅表点状角膜上皮糜烂 Gaule 斑 不规则上皮 浅表基质混浊	
Ⅱ期	持续性角膜上皮缺损 Descemet 膜皱褶 前房炎症反应	

续表

分期	体征	配图
Ⅲ期	角膜溃疡伴基质融解,进一步变薄,有穿孔的风险	

三、诊断与鉴别诊断

(一) 诊断

诊断依据如下。

1. 病史　患者既往有颅内肿瘤、听神经瘤、糖尿病、化学伤等导致神经异常的病史。

2. 症状　患者有眼红、刺痛、异物感、视力波动、视力下降等症状。

3. 体征　可见眼睑闭合不全、睑外翻、球结膜玫瑰红染色阳性、角膜上皮点状荧光素染色、Gaule 斑、椭圆或圆形持续性角膜上皮缺损或角膜溃疡,角膜知觉减退或消失。

4. 辅助检查

(1) 角膜知觉减退:可用清洁柔软的细棉丝轻触角膜,观察眨眼反应,可大致评估角膜知觉是否减退或消失。亦可采用 Cochet-Bonnet 触觉计进行定量检测。

1) 传统检查方法:检查时可将一根消毒棉签头端的棉花搓成一尖形条状,用其尖端从眼的侧面轻触病变角膜表面,注意不要让患者从正前面看到检查者的动作,以免发生防御性的眨眼而混乱正确结果。两眼应做同样的试验,以便于比较和判断。

结果判读:正常,立即出现反射性瞬目或有感知。

减退,如瞬目反射迟钝或感知不敏感或低于正常对侧眼。

消失,不发生瞬目反射或无感知,为角膜知觉消失。

2) Cochet-Bonnet 角膜知觉检测仪:令患者取坐位向直前方注视或向要检查的各方向轻转眼球,用 0.11mm 直径的尼龙线垂直触到角膜,直到线变弯至刚可看出的弯度(大约偏斜5°)为止。先用最长 60mm 的尼龙线试验,如无感觉,再用缩短 5mm 长度的尼龙线试验,如此类推,直到患者感到有线接触,先试角膜中央,后试角膜周边部或其他部位。

结果判读:正常,有知觉和无知觉相差不大于 5mm 为正常。

减退,30mm 无知觉,15mm 始有知觉则为知觉可。

消失,完全无知觉,无反应。

(2) 泪液改变:NK 患者往往有泪液异常,可采用 Schirmer 试验和 TBUT 评估泪液状况。

(3) 活体角膜激光共聚焦显微镜:可发现角膜基质内神经纤维密度明显下降,甚至可见萎缩的神经,是 NK 的极好检测和评估工具。

临床发现,神经纤维密度与病变严重程度常不呈正比。同时研究发现,1 型糖尿病如果没有糖尿病视网膜病变,任何角膜神经参数与对照组相比没有显著差异。如果出现糖尿病视网膜病变,且角膜神经纤维密度降低,则角膜神经纤维长度显著增加(图 7-0-1~图 7-0-3)。

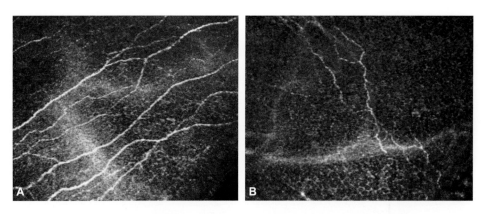

图 7-0-1　活体角膜激光共聚焦显微镜下 I 期 NK 患者角膜神经的病变
A. 正常人角膜神经纤维;B. I 期 NK 患者角膜神经纤维。

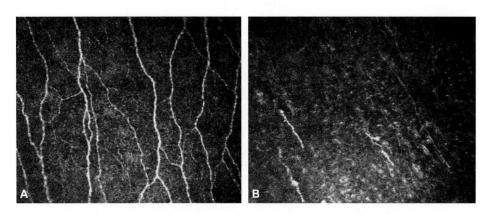

图 7-0-2　活体角膜激光共聚焦显微镜下 II 期 NK 患者角膜神经的病变
A. 正常人角膜神经纤维;B. II 期 NK 患者角膜神经纤维。

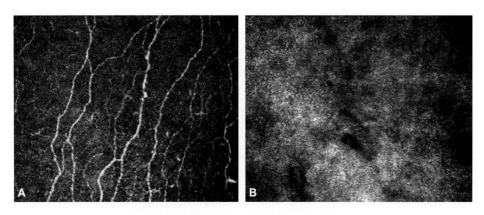

图 7-0-3　活体角膜激光共聚焦显微镜下 III 期 NK 患者角膜神经的病变
A. 正常人角膜神经纤维;B. III 期 NK 患者角膜神经纤维。

（4）微生物检查：角膜刮片、微生物培养及病理检查排除细菌、真菌、棘阿米巴等其他感染。

（二）鉴别诊断

1. 上皮型单纯疱疹病毒性角膜炎　多单眼发病，发病前有上呼吸道感染或劳累、反复发作病史，典型表现为点状、末端膨大的树枝状、地图样上皮缺损，病变角膜可见浸润，反复发作后可能出现角膜知觉减退，病毒感染上皮病变在前，角膜神经病变在后（图7-0-4）。

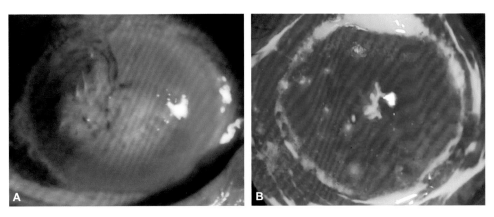

图7-0-4　NK与上皮型单纯疱疹病毒性角膜炎的鉴别

A. NK患者角膜上皮为假树枝状改变；B.上皮型单纯疱疹病毒性角膜炎患者角膜为真树枝样改变，末端膨大。

2. 药源性角膜上皮细胞功能障碍　患者有长期用药或短期类大量用药病史，双眼均可发病，严重程度可不相同。早期为弥漫性点状上皮缺损，上皮面可见药物结晶样改变，飓风样上皮病变，逐渐出现上皮片状缺损，角膜溃疡，甚至前房积脓，角膜知觉可稍减退，但一般不会消失（图7-0-5）。

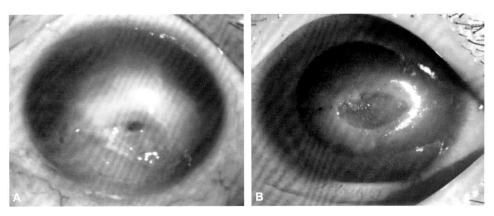

图7-0-5　NK与药源性角膜上皮细胞功能障碍的鉴别

A. NK患者的溃疡一般为冷溃疡，炎症反应轻，常伴新生血管长入；B.药源性角膜上皮细胞功能障碍炎症反应一般较重，溃疡周边见上皮堆积。

四、预防与治疗

（一）预防

1. 合理饮食,避免营养不良,增强体质,避免反复病毒感染,规律足量使用抗病毒药物,避免病毒感染复发。

2. 积极控制全身疾病,特别是糖尿病、多发性硬化等。

3. 神经系统疾病及手术后积极配合神经系统恢复治疗,早期进行干预,加强神经营养及神经功能锻炼。

4. 减少角膜接触镜配戴,避免外伤。

（二）治疗[5]

1. NK 的治疗原则

（1）改善神经功能。

（2）恢复角膜营养供应。

（3）促进角膜上皮愈合。

2. NK 的治疗方案　分为全身治疗及局部治疗。

（1）全身治疗:包括口服促营养神经药物、控制血糖等,避免全身疾病进一步发展。

（2）局部治疗:包括药物、物理及手术治疗,主要根据患者的病变严重程度分级进行治疗。Ⅰ期病变患者一般只需药物治疗,可使用不含防腐剂的人工泪液湿润眼表,促进上皮修复,抗生素眼膏预防感染,避免角膜暴露再损伤。Ⅱ期病变患者角膜上皮有点片状缺损,角膜上皮迁延不愈,往往需在药物治疗的基础上联合物理治疗。

3. 药物治疗

（1）湿润眼表:推荐不含防腐剂的人工泪液。

（2）促修复:小牛血去蛋白提取物眼用凝胶、20%~100% 自体血清、重组牛碱性成纤维细胞生长因子滴眼液等。

（3）预防感染:建议局部使用抗生素预防感染,推荐不含防腐剂的抗生素眼膏于睡前使用。

（4）抗炎:局部低浓度或中浓度的糖皮质激素,建议从小剂量、低浓度激素开始使用,推荐使用氟米龙滴眼液或氯替泼诺混悬滴眼液,每天 1~4 次,在使用过程中应密切观察,避免出现角膜融解和穿孔。

（5）恢复神经功能:重组人神经生长因子是近年来新出现的治疗神经源性角膜病变的药物,是一种神经营养素,可以促进神经纤维再生,恢复受损神经元功能,促进角膜溃疡愈合,目前研究及随访发现,重组人神经生长因子对于轻症及重症 NK 均有较好的疗效,目前推荐连续使用 8 周,但费用昂贵[10]。

（6）仙人掌酚、局部胰岛素、NGF 模拟物、胸腺酶-4、P 物质和胰岛素样生长因子 1 目前均在研究阶段,初步研究发现,均可促进 NK 患者角膜上皮愈合[11-21]。

4. 物理治疗　包括双眼包扎、角膜绷带镜、巩膜镜、湿房镜促进上皮修复。物理治疗对于病程较短的 NK 效果较好,对于病程较长的 NK 效果欠佳。

5. 手术治疗　Ⅲ期病变角膜溃疡形成或保守治疗无效时,往往需药物治疗联合手术治疗,病情严重者可能需多次手术。

（1）肉毒杆菌毒素注射:提上睑肌注射肉毒杆菌毒素,诱导暂时性上睑下垂,可改善眼睑闭合不全,促进角膜溃疡愈合。

（2）羊膜移植术:羊膜含有丰富的生长因子可促进角膜上皮愈合,减少新生血管生成,减轻眼表炎性反应。深部神经营养性角膜溃疡可采用多层羊膜移植术。

（3）结膜瓣遮盖术:对于溃疡深、即将穿孔患者可采用结膜瓣遮盖术。

（4）睑裂缝合术:对于合并眼睑闭合不全患者,根据患者角膜病变严重程度,可先行临时性睑裂缝合,如患者神经损伤严重,恢复可能小,角膜病变反复,可采用永久性睑裂缝合手术。

（5）角膜移植术:大范围较深基质角膜溃疡须行板层角膜移植术,溃疡穿孔者行穿透性角膜移植手术,必要时联合羊膜移植及睑裂缝合术。

（6）角膜神经再生:角膜神经再生是一种旨在直接恢复角膜神经支配的外科手术。最初的直接技术在 2009 年被描述,通过一个大的冠状切口,基于角膜缘周围眶上和/或滑车上神经的转位[22]。间接方法侵入性较小,包括将收获的腓肠神经移植物通过前额小切口插入眶上神经和/或滑车上神经病例系列是非常有前途的,特别是儿童先天性 NK[23-25]。由于其复杂性和需要与整形外科医生多学科协作,该手术目前被保留为最后的治疗手段。

五、典型病例分析

（一）病例1:糖尿病所致神经营养性角膜病变

主诉及病史:患者女,57 岁,因"右眼眼红、异物感、视物模糊数月"就诊,既往糖尿病 10 余年,血糖控制不佳。

眼部查体:视力,右眼 0.1,左眼 0.2;眼压,右眼 11mmHg,左眼 17mmHg。右眼结膜充血,角膜下方可见约6mm×4mm大小上皮缺损,基质水肿,角膜知觉减退,双眼晶状体核性混浊。

诊断:根据患者糖尿病病史,血糖控制不佳,溃疡面干净,边缘上皮堆积,角膜知觉减退,诊断为右眼 NK、双眼代谢性白内障、糖尿病。

处理:嘱患者内分泌科控制血糖,2018 年 12 月 4 日予以小牛血去蛋白提取物眼用凝胶和妥布霉素地塞米松眼膏包扎双眼。

疗效及随访:双眼包扎 3 天后,2018 年 12 月 7 日复诊,角膜上皮基本愈合,但仍可见荧光素着染。继续予以小牛血去蛋白提取物眼用凝胶(每天 4 次)、玻璃酸钠滴眼液(每天 4 次),佩戴角膜绷带镜治疗(图 7-0-6)。

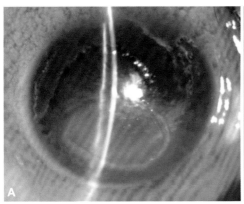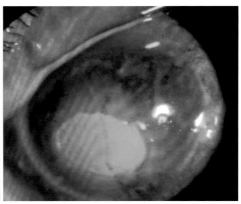

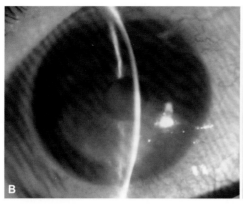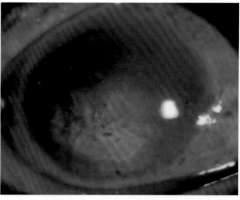

图 7-0-6　糖尿病所致 NK

A.治疗前,角膜下方可见约 6mm×4mm 大小的上皮缺损,基质轻度水肿,创面较干净;B.治疗后,控制血糖,小牛血去蛋白提取物眼用凝胶+妥布霉素地塞米松眼膏包扎双眼 3 天后见角膜上皮基本愈合。

病例要点分析:糖尿病可引起外周神经病变,导致角膜神经受损,引起角膜神经营养功能障碍,表现为角膜神经密度降低、角膜敏感性下降、角膜上皮易受损伤、上皮愈合后反复剥脱、持续性角膜上皮缺损、神经营养障碍性角膜溃疡等。该患者除糖尿病外无其他危险因素,角膜溃疡面边界清晰、干净,角膜知觉减退,但尚未完全消失,溃疡不深,可予以保守治疗,在控制血糖的前提下,予以包扎双眼。3 天后溃疡明显愈合,但仍有荧光素着染,予以继续佩戴角膜绷带镜,营养神经,促进上皮修复治疗。

(二)病例 2:脑出血所致神经营养性角膜病变

主诉及病史:患者男,54 岁,因"右眼眼红、眼痛 3 个月余"就诊,患者自 3 个月余前脑干出血后出现右眼眼红、眼痛,伴视物模糊,自行予以红霉素眼膏治疗无明显好转,2022 年 8 月 12 日于我院门诊诊断"右眼角膜溃疡",予以小牛血去蛋白提取物眼用凝胶+重组牛碱性成纤维细胞生长因子滴眼液+左氧氟沙星眼膏治疗,未见明显好转。既往高血压病史,血压药物控制可。

眼部查体:视力,右眼 0.1,左眼 1.2;眼压,右眼 16mmHg,左眼 10mmHg。右眼上睑下垂,遮盖角膜约 4mm,外转受限,角膜下方可见约 5mm×3mm 大小上皮缺损,基质水肿,角膜知觉消失,活体角膜激光共聚焦显微镜下见病变区角膜神经纤维明显减少。

诊断:根据患者脑干出血后右眼眼红、视物模糊病史,溃疡面干净、边界清晰,角膜知觉消失,活体角膜激光共聚焦显微镜下神经纤维明显减少,诊断右眼 NK、脑出血后遗症、高血压病。

处理:2022 年 8 月 23 日行第一次右眼羊膜移植术,加角膜绷带镜,重组牛碱性成纤维细胞生长因子滴眼液(每天 4 次)、小牛血去蛋白提取物眼用凝胶(每天 4 次)、左氧氟沙星滴眼液(每天 4 次)、口服维生素 B_2(10mg,每天 3 次)、甲钴胺片(0.5mg,每天 3 次)治疗。

疗效及随访:2022 年 9 月 9 日复诊。视力,右眼 0.5,左眼 1.2;眼压,右眼 19mmHg,左眼 19mmHg;右眼结膜充血,中央可见约 2mm×1mm 大小溃疡,边界清,2% 荧光素染色(+)。2022 年 9 月 9 日再次行右眼羊膜移植术。继续予以重组牛碱性成纤维细胞生长因子滴眼液(每天 4 次)、小牛血去蛋白提取物眼用凝胶(每天 4 次)、左氧氟沙星滴眼液(每天 4 次)。

2022 年 10 月 12 日复诊。视力,右眼 0.5,左眼 1.2;眼压,右眼 13mmHg,左眼 13mmHg;角膜上皮基本愈合(图 7-0-7,图 7-0-8)。

病例要点分析:该患者有明确的脑干出血病史,术后出现右眼不适,角膜知觉消失,三叉神经与脑干相连,因此,脑干出血可累及三叉神经,进一步累及三叉神经分支角膜神经。该患者角膜溃疡面不大、不深,但病史已 3 个月余,曾予以药物治疗效果不佳,遂行右眼羊膜移植术,角膜上皮下神经纤维缺失,第一次羊膜移植术后角膜上皮仍未完全愈合,遂再次行羊

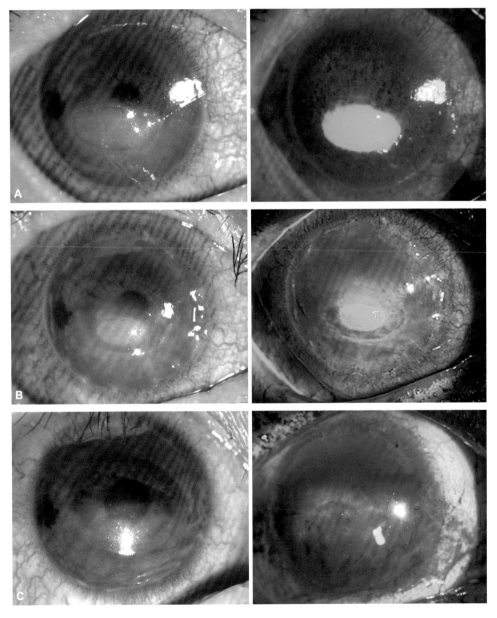

图 7-0-7　脑出血所致 NK

A. 治疗前,角膜下方可见约 5mm×3mm 大小上皮缺损,边界清楚,基质混浊水肿;B. 第一次羊膜移植术后,角膜中央可见约 2mm×1mm 大小溃疡;C. 第二次羊膜移植术后,患者角膜上皮愈合,荧光素染色可见点线状着染。

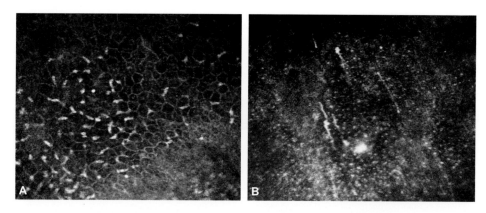

图 7-0-8　脑出血所致 NK 活体角膜激光共聚焦显微镜检查
A. 正常角膜与病变角膜交界,可见病变区角膜上皮缺损;B. 病变区角膜神经纤维明显减少。

膜移植术,术后角膜上皮愈合,因患者脑干出血后神经功能恢复所需时间长,病情可能反复,上皮愈合后仍需继续予以促修复、营养神经治疗。

（三）病例 3:脑膜瘤术后所致神经营养性角膜病变

主诉及病史:患者女,68 岁,因"右眼眼红、闭合不全 3 个月余"入院,患者诉 3 个月余前行右侧脑膜瘤手术后出现右眼眼红、闭合不全,伴视物模糊、视力下降,无眼痛、流泪等不适,曾在外院就诊,予以红霉素眼膏包眼治疗后,症状无明显好转。

眼部查体:视力,右眼手动/眼前,左眼 1.2;眼压,右眼 17mmHg,左眼 21mmHg;右眼眼睑闭合不全,下睑外翻,右侧鼻唇沟变浅,嘴角向左偏斜,可见右眼混合充血,角膜中央可见约 5mm×4mm 大小溃疡,基质、内皮水肿,角膜知觉消失,溪流征阳性。

诊断:根据患者右侧脑膜瘤术后出现右眼不适,眼睑闭合不全,鼻唇沟变浅,嘴角向左偏斜,溃疡面干净,角膜知觉消失,溪流征阳性,诊断右眼 NK、右眼角膜溃疡穿孔、右眼睑闭合不全、右侧面瘫、右侧脑膜瘤切除术后。

处理:2022 年 9 月 23 日立即行右眼结膜瓣遮盖+临时性睑裂缝合术,术后予以妥布霉素滴眼液(每天 4 次)、小牛血去蛋白提取物眼用凝胶(每天 4 次)、重组牛碱性成纤维细胞生长因子滴眼液(每天 6 次)、妥布霉素地塞米松眼膏(每晚 1 次)治疗。

疗效及随访:2022 年 10 月 10 日拆除睑缘缝线,嘱患者继续予以小牛血去蛋白提取物眼用凝胶(每天 4 次)、重组牛碱性成纤维细胞生长因子滴眼液(每天 6 次)、红霉素眼膏(每天 2 次)治疗。

2022 年 10 月 24 日复诊:视力,右眼光感,眼压 14mmHg,角膜穿孔口闭合,溪流征阴性,嘱患者继续用药,定期随访(图 7-0-9)。

病例要点分析:该患者有明确的右侧脑膜瘤切除手术史,术后出现右眼不适,角膜知觉消失,同时合并右侧面神经麻痹,右侧眼睑闭合不全,右下睑外翻。该患者角膜溃疡已穿孔,可行结膜瓣遮盖或角膜移植术,但对于 NK 患者选择角膜移植术需慎重,术后易出现角膜上皮持续不愈合,角膜融解。该患者穿孔较小,溃疡面不大,脑膜瘤切除术后 3 个月余,神经功能受损严重,暂未恢复,遂先行右眼结膜瓣遮盖联合睑裂缝合术,临时性睑裂缝合缝线松脱后,角膜溃疡较前愈合,溪流征(-),继续予以促修复、营养神经治疗。

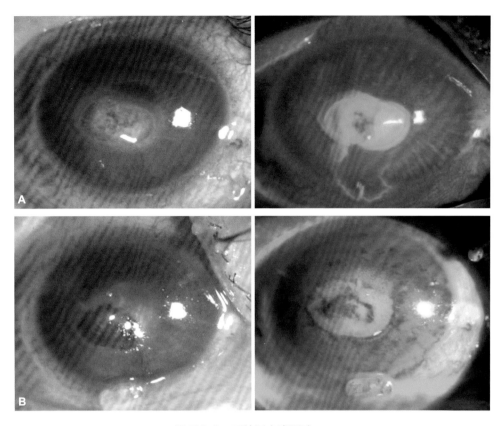

图 7-0-9　面神经麻痹所致 NK

A. 治疗前, 角膜中央可见约 5mm×4mm 大小溃疡, 基质及内皮水肿, 角膜穿孔, 溪流征阳性; B. 治疗 1 个月后, 溃疡表面结膜瓣退缩, 角膜穿孔口闭合, 溪流征阴性。

（四）病例 4：三叉神经术后所致神经营养性角膜病变

主诉及病史：患者女，58 岁，因"右眼视力下降 3 个月"入院，患者诉 3 个月前因三叉神经痛行右侧三叉神经半月节球囊压迫术后出现右眼眼红、异物感、视力下降，曾于外院治疗，具体不详。既往体健。

眼部查体：视力，右眼 指数/20cm，左眼 0.3；眼压，右眼 10mmHg，左眼 11mmHg；右眼结膜充血，角膜下方可见约 8mm×5mm 大小上皮缺损，基质混浊水肿，角膜缘内新生血管长入，角膜知觉消失，活体角膜激光共聚焦显微镜下未见明显角膜神经纤维，可见少量活化朗格汉斯细胞。

诊断：根据患者三叉神经术后出现右眼不适病史，右眼溃疡边界清晰，上皮堆积，角膜知觉消失，活体角膜激光共聚焦显微镜下未见明显角膜神经纤维，诊断右眼 NK、右侧三叉神经半月节球囊压迫术后。

处理：2022 年 9 月 2 日行右眼羊膜移植术，术后予以右眼左氧氟沙星滴眼液（每天 4 次）、小牛血去蛋白提取物眼用凝胶（每天 4 次）、重组牛碱性成纤维细胞生长因子滴眼液（每天 4 次）治疗。

疗效及随访：2022 年 9 月 19 日患者复诊，右眼羊膜融解，角膜溃疡未愈合。

2022年9月20日再次行右眼羊膜移植术,术后继续同前用药。

2022年10月10日复诊,角膜上皮基本愈合,继续佩戴角膜绷带镜,嘱患者定期复查(图7-0-10,图7-0-11)。

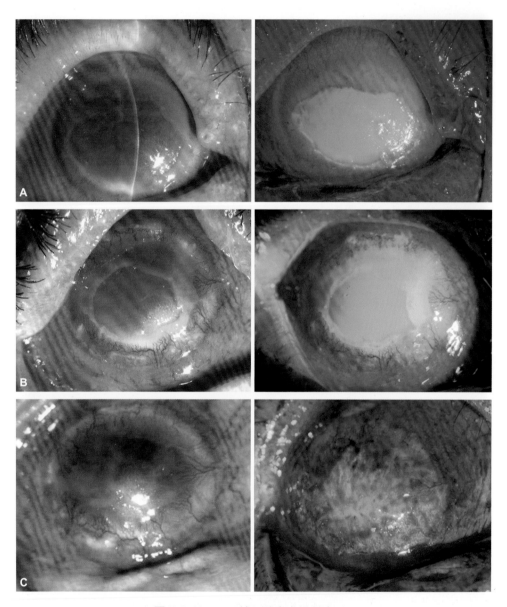

图7-0-10　三叉神经肿瘤术后所致 NK

A.治疗前,角膜下方可见约 8mm×5mm 大小上皮缺损,基质混浊水肿,角膜缘内新生血管长入;B.第一次羊膜移植术后,角膜上皮较前愈合,角膜中央可见约 5mm×5mm 大小上皮缺损,角膜缘大量新生血管长入;C.第二次羊膜移植术后,角膜缘大量新生血管长入,角膜上皮愈合。

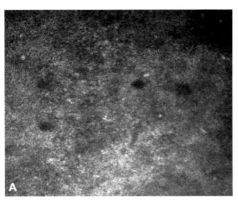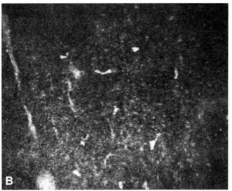

图 7-0-11 三叉神经肿瘤术后所致 NK 活体角膜激光共聚焦显微镜
A. 角膜上皮下神经纤维完全消失；B. 角膜上皮下少量活化朗格汉斯细胞聚集。

病例要点分析：NK 患者常有三叉神经手术史等诱因，一般发病眼别与三叉神经病变同侧，该患者有明确的右侧三叉神经痛手术史，术后出现右眼不适，角膜知觉消失，活体角膜激光共聚焦显微镜下未见角膜神经纤维，进一步支持诊断。该患者上皮缺损范围大，药物保守治疗效果往往欠佳，予行羊膜移植术，促进角膜上皮愈合的同时，可抑制炎症及新生血管形成，因无角膜神经营养，上皮愈合较其他类 CED 更加困难，常需多次羊膜移植术，直到溃疡愈合。溃疡愈合后上皮缺损易反复，予以继续佩戴角膜绷带镜，营养神经、促进角膜上皮修复治疗。

————◆≫ 要点总结 ≪◆————

1. NK 患者除少数为原发性神经功能病变外，绝大多数患者为继发性神经功能异常，临床中糖尿病是最常见的危险因素。

2. NK 分为三期，随着病变严重程度的增加，NK 患者的眼部刺激症状越不明显，呈现症状与体征相分离。

3. 角膜知觉试验是最常用的角膜知觉检测方法，活体角膜激光共聚焦显微镜可以更直观地观察到角膜神经纤维的病理改变。

4. NK 的治疗原则为改善三叉神经功能，恢复角膜营养供应，促进角膜上皮愈合。Ⅰ期病变一般只需药物治疗，Ⅱ期病变需药物治疗联合物理治疗，Ⅲ期病变需要联合一种或多种手术方式治疗。

5. 因神经功能恢复较慢，NK 的治疗周期较长，病情易反复，目前的治疗手段均为对症治疗；重组人神经生长因子对神经损伤的恢复具有较好疗效，是有效的病因学治疗方法。

（陈 婷 李强翔 徐 懿）

参考文献

1. MLLER L J, VRENSEN G F, PELS L, et al. Architecture of human corneal nerves. Investig Ophthalmol Vis Sci, 1997, 38（5）: 985-994.

2. LAUNAY P S,GODEFROY D,KHABOU H,et al. Combined 3DISCO clearing method,retrograde tracer and ultramicroscopy to map corneal neurons in a whole adult mouse trigeminal ganglion. Exp Eye Res,2015,139: 136-143.

3. SACCHETTI M,LAMBIASE A. Diagnosis and management of neurotrophic keratitis. Clin Ophthalmol,2014,8: 571-579.

4. THOMAS H D,ROHAN B S,REZA D. Advances in the medical management of neurotrophic keratitis. Seminars in Ophthalmology,2021,36（4）:335-340.

5. 中华医学会眼科学分会角膜病学组.中国神经营养性角膜炎诊断及治疗专家共识（2021 年）.中华眼科杂志,2021,57（2）:90-94.

6. DHILLON VK,ELALFY MS,AL-AQABA M,et al. Corneal hypoesthesia with normal sub-basal nerve density following surgery for trigeminal neuralgia. Acta Ophthalmol,2016,94（1）:e6-10.

7. MANTELLI F,NARDELLA C,TIBERI E,et al. Congenital corneal anesthesia and neurotrophic keratitis: diagnosis and management. Biomed Res Int,2015,2015:805876.

8. SAMIR J,CHRISTOPHER A,SHAFI B,et al. The management of neurotrophic keratitis. Curr Opin Ophthalmol, 2021,32（4）:362-368.

9. DUA H S,SAID D G,MESSMER E M,et al. Neurotrophic keratopathy. Prog Retin Eye Res,2018,66（1）:107- 131.

10. SU Y K,DANIEL F P L. New pharmacological approaches for the treatment of neurotrophic keratitis. Front Pharmacol,2022,13:796854.

11. GUERRA M,MARQUES S,GIL J Q,et al. Neurotrophic keratopathy:Therapeutic approach using a novel matrix regenerating agent. J Ocul Pharmacol Ther,2017,33（9）:662-669.

12. CHAPPELET M A,BERNHEIM D,CHIQUET C,et al. Effect of a new matrix therapy agent in persistent epithelial defects after bacterial keratitis treated with topical fortified antibiotics. Cornea,2017,36（9）:1061- 1068.

13. AIFA A,GUEUDRY J,PORTMANN A,et al. Topical treatment with a new matrix therapy agent（RGTA）for the treatment of corneal neurotrophic ulcers. Investig Ophthalmol Vis Sci,2012,53（13）:8181-8185.

14. ROCHA E M,CUNHA D A,CARNEIRO E M,et al. Insulin,insulin receptor and insulin like growth factor-I receptor on the human ocular surface. Adv Exp Med Biol,2002,506（Pt A）:607-610.

15. WANG A L,WEINLANDER E,METCALF B M,et al. Use of topical insulin to treat refractory neurotrophic corneal ulcers. Cornea,2017,36（11）:1426-1428.

16. FAI S,AHEM A,MUSTAPHA M,et al. Randomized controlled trial of topical insulin for healing corneal epithelial defects induced during vitreoretinal surgery in diabetics. Asia Pac J Ophthalmol（Phila）,2017,6（5）: 418-424.

17. JOSEPHY-HERNANDEZ S,JMAEFF S,PIRVULESCU I,et al. Neurotrophin receptor agonists and antagonists as therapeutic agents:an evolving paradigm. Neurobiol Dis,2017,97（Pt B）:139-155.

18. LEE Y C,SU-YOUNG K. Treatment of neurotrophic keratopathy with nicergoline. Cornea,2015,34（3）:303- 307.

19. SOSNE G,SZLITER E A,BARRETT R,et al. Thymosin beta 4 promotes corneal wound healing and decreases inflammation in vivo following alkali injury. Exp Eye Res,2002,74（2）:293-299.

20. DUNN S P,HEIDEMANN D G,CHOW C Y,et al. Treatment of chronic nonhealing neurotrophic corneal epithelial defects with thymosin beta4. Ann NY Acad Sci,2010,1194:199-206.

21. YAMADA N,MATSUDA R,MORISHIGE N,et al. Open clinical study of eye-drops containing tetrapeptides derived from substance P and insulin-like growth factor-1 for treatment of persistent corneal epithelial defects associated with neurotrophic keratopathy. Br J Ophthalmol,2008,92（7）:896-900.

22. TERZIS J K,DRYER M M,BODNER B I. Corneal neurotization:A novel solution to neurotrophic keratopathy. Plast Reconstr Surg,2009,123（1）:112-120.

23. CATAPANO J,FUNG S S M,HALLIDAY W,et al. Treatment of neurotrophic keratopathy with minimally invasive corneal neurotization:long-term clinical outcomes and evidence of corneal reinnervation. Br J

Ophthalmol,2019,103（12）:1724-1731.

24. BAINS R D,ELBAZ U,ZUKER R M,et al. Corneal neurotization from the supratro chlear nerve with sural nerve grafts:A minimally invasive approach. Plast Reconstr Surg,2015,135（2）:397-400.

25. FUNG S S M,CATAPANO J,ELBAZ U,et al. In vivo confocal microscopy reveals corneal reinnervation after treatment of neurotrophic keratopathy with corneal neurotization. Cornea,2018,37（1）:109-112.

第八章　泪膜异常相关角膜上皮细胞功能障碍

一、定义

眼表泪膜主要由脂质层、水液层及黏蛋白层组成,通过泪液动力学(包括眨眼等)将泪液分布在眼表,并最后排出眼部。各种类型的干眼,由于泪液分泌量下降或者泪液成分改变,引起泪膜稳定性异常,导致泪膜对角膜上皮的保护作用受损,引起持续存在或反复出现角膜上皮缺损[1]。

二、病因与发病机制

(一) 病因

1. 全身因素　一些免疫系统性疾病如干燥综合征、Stevens-Johnson 综合征、移植物抗宿主病;内分泌失调病,如糖尿病、甲状腺功能异常、更年期后女性以及维生素 A 缺乏症、雄激素缺乏等都可以引起泪膜功能异常,从而导致 CED。

2. 眼部局部因素　包括眼部感染,如感染性结膜炎、螨虫源性睑缘炎;免疫相关性疾病,如过敏性结膜炎;各种原因如年龄引起的结膜松弛、眼睑痉挛等都可以导致泪液动力学异常;眼科手术包括各种手术导致泪腺、副泪腺、睑板腺、眼表上皮细胞、角膜上皮基底膜下神经纤维丛损伤及缺失;各种手术引起泪液动力学异常等[2]。

3. 其他因素　环境因素,包括空气污染、光污染、射线、高海拔、低湿度及强风力等;生活方式因素,如长时间操作视频终端、户外活动少、长时间近距离平面固视、睡眠不足、使用空调、吸烟、长期配戴角膜接触镜、眼部化妆及长时间驾驶等;药物相关因素,如更年期补充激素,服用抗抑郁、抗组胺、抗胆碱、抗精神病药物以及异维 A 酸药物、利尿剂、避孕药物、全身化疗药物等;局部用药,如眼部使用消毒剂、抗病毒药物、抗青光眼药物(受体阻滞剂等)及含防腐剂滴眼液、眼膏等;其他如焦虑、抑郁等心理因素也会导致干眼。

(二) 发病机制

1. 泪液渗透压升高　其中干眼发病的核心机制是泪膜稳态失衡与泪膜稳定性下降,各种原因引起的泪膜不稳定均可导致泪液渗透压升高。高渗泪液可激活眼表炎症信号通路,使炎症介质分泌增加,从而引起眼表上皮细胞损害(包括细胞凋亡增加、杯状细胞丢失以及黏蛋白分泌异常等)。这种损害可导致泪膜不稳定,并进一步使泪液高渗恶化,这样就形成了恶性循环[2,3]。

泪液渗透压由构成泪液的阳离子(钠、钾、钙、铁、铜)及阴离子(氯、碳酸氢盐、磷酸盐)决定,其中氯化钠含量起主要作用。渗透压也受大分子如蛋白质、糖类影响。正常人群泪液渗透压约为 306mOsm/L。各种原因引起的泪膜不稳定均可导致泪液渗透压升高。

泪液在产生初期和血浆相似,渗透压较高,在分泌最终阶段钾离子、氯离子浓度会有所上升,水分子大量进入泪腺导管,泪液分泌进入眼表时,渗透压同血浆相似。高盐饮食可增加泪液渗透压,年龄、性别对泪液渗透压影响不大。

2. 炎症 干眼是一类慢性、炎症性眼表疾病。泪液渗透压增高在干眼眼表炎症启动中起重要作用。泪液渗透压增高可引起眼表上皮炎症级联反应。泪液渗透压增高可以激活 MAPK 和 NE-kR 信号通路,进而引起前炎症因子 IL-1β、TNF-α、MMPs 等释放。这些前炎症因子可对眼表上皮损害起进一步放大炎症作用。反过来,眼表炎症与上皮损害又可加重泪液渗透压升高,如此便形成恶性循环[4]。

3. 免疫反应 最近有文献提出[5],T 细胞源性粒细胞-巨噬细胞集落刺激因子(T cell-derived granulocyte-macrophage colony-stimulating factor,GM-CSF)可通过促进 CD11b+髓样细胞成熟和迁移,促进泪膜不稳定的发生。在多种免疫介导的炎症状态下,辅助淋巴细胞 17(T helper 17 cell,Th17)也在干眼相关性疾病中发挥着重要作用。

4. 黏蛋白 泪膜不稳定还会影响连接眼泪和上皮细胞的跨膜黏蛋白和分泌型黏蛋白功能,导致眼睛干涩不适。

5. 角膜神经功能障碍 分布在角膜周围的三叉神经反射弧的传入支缺失,会造成反射性泪液分泌量减少。瞬目次数减少,泪液中水性成分蒸发作用加强,黏液分泌增加,泪液变黏稠。角膜上皮细胞的微绒毛进行性异常也会累及泪膜,从而使眼表的润滑过程发生障碍。角膜上皮细胞慢性损伤或角膜基质炎症也能引起角膜知觉减退。角膜知觉丧失除引起眼表异常外,也会在一定程度上加速角膜溃疡形成和发展。

三、诊断与鉴别诊断

(一)诊断

1. 干眼的诊断和相关检查[6]

(1)干眼的诊断标准:患者主诉有眼部干涩、异物感、烧灼感、疲劳感、不适感、眼红、视力波动等主观症状之一,中国干眼问卷量表≥7 分或眼表疾病指数(ocular surface disease index,OSDI)≥13 分;同时,患者 TBUT≤5 秒或 TBUT>5 秒且≤10 秒或 TBUT 为 10~12 秒,Schirmer Ⅰ试验(无麻醉)>5mm/5min 且≤10mm/5min,则须采用荧光素钠染色法检查角结膜,染色阳性(≥5 个点)可诊断干眼。根据泪膜稳定性和角膜荧光素钠染色法评分,可在诊断干眼的基础上进行严重程度分级,分级标准参见《中国干眼专家共识:定义和分类(2020 年)》[1]。

(2)干眼的相关检查

1)荧光素染泪膜破裂时间(fluorescein breakup time,FBUT):是目前临床最常使用的方法,须在常温、湿度适宜、避光室内环境下进行。

2)泪河高度测量:裂隙灯显微镜下观察泪液与睑缘交接处形成的内凹形弧面,通过测量泪液潴留高度,间接评估泪液分泌量,高度≤0.35mm 考虑为泪液分泌减少。

3)泪液分泌试验(Schirmer Ⅰ试验):使用 Schirmer 试纸(5mm×35mm),头端内折置入下睑外中 1/3 交界处结膜囊,测量 5 分钟内泪液浸湿试纸的长度。新型的泪液分泌检测滤纸条已在临床中使用,可以在 5 秒内检测泪液分泌量,大大缩短了检测时间,且减少其对眼表的刺激,让患者在检测过程中舒适度更好。检测值 <5mm/5s 提示患者可能存在干眼。

4）酚红棉线检查：酚红棉线置于下睑外中 1/3 交界处结膜囊，放置 15 秒后测量泪液湿润棉线后的变色长度，长度≤20mm 提示泪液分泌减少。

5）眼科影像学检查：活体角膜激光共聚焦显微镜可对角膜内免疫炎症细胞数量、神经纤维形态和密度进行分析，为评估干眼的炎症反应和神经纤维改变提供诊断信息；泪液干涉成像如 LipiView 等可分析患者眨眼频率和完全度，自动测量泪膜脂质层厚度；睑板腺成像采用红外线成像技术可透视睑板腺的形态，观察睑板腺有无缺失以及形态变化，是评估睑板腺形态改变的客观检查方法。

2. 泪膜异常相关 CED 的诊断　轻度干眼一般不会导致 CED，中重度干眼容易导致角膜上皮异常，早期干预对中度干眼导致的角膜上皮细胞功能障碍治疗效果较好。而长期的中度干眼及重度干眼导致的角膜上皮细胞功能障碍治疗困难，特别是合并全身系统性疾病者，病情反复，难以治愈。

泪膜异常相关 CED 临床诊断依据如下。

（1）症状：患者主诉有眼部干涩、异物感、烧灼感、疲劳感、不适感、眼红、视力波动等主观症状之一。但值得注意的是，当严重干眼伴有角膜神经损伤时，患者的症状或主诉反而会减轻，容易被医生忽视而导致误诊或漏诊。

（2）体征：临床确诊主要依靠泪膜稳定性失衡和角膜典型体征，包括 BUT 缩短、持续性角膜上皮点状缺失和糜烂、片状缺损甚至溃疡形成，严重者可形成反应性前房积脓甚至角膜穿孔。

3. 干眼角膜上皮细胞病变程度分级　根据体征的严重程度，可分为以下几类[7]。

（1）轻度：裂隙灯显微镜下检查无明显眼表损伤体征（角膜荧光素染色点 <5 个，BUT 在 2 秒及以上）。

（2）中度：裂隙灯显微镜下检查角膜损伤范围不超过 2 个象限和/或角膜荧光素染色点 ≥5 个且 <30 个，BUT 在 2 秒及以上（图 8-0-1）。

（3）重度：裂隙灯显微镜检查角膜损伤范围为 2 个象限及以上和/或角膜荧光染色点 ≥30 个，BUT 小于 2 秒，角膜荧光素染色点融合成粗点、片状或伴有丝状物（图 8-0-2）。

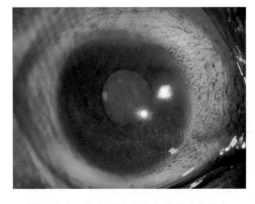 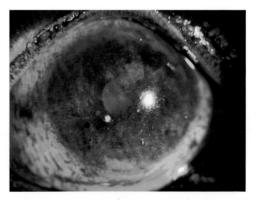

图 8-0-1　中度干眼患者角膜荧光素染色
可见角膜点染范围不超过 2 个象限和/或角膜荧光素染色点≥5 个且 <30 个。

图 8-0-2　重度干眼（干燥综合征）
患者荧光素染色可见角膜点染融合成片。

（二）鉴别诊断

鉴于许多疾病的症状和体征与泪膜不稳定引起的 CED 相似,干眼也常与许多其他疾病相伴发,仔细问诊和全面体征检查有助于鉴别诊断。

临床常见的易混淆疾病包括眼表过敏、结膜炎、倒睫、球结膜松弛、视疲劳等。在诊断过程中医师需要仔细询问病史,全面评估眼部症状和体征,排除混淆因素,进行正确的临床诊断。

1. 眼表过敏　眼表过敏主要的病因是接触过敏原,导致眼痒、眼红。常见体征表现为结膜充血,睑结膜乳头增生,黏丝状分泌物,可进行过敏原检测和结膜刮片染色来区分。

2. 慢性结膜炎　结膜炎是各种原因引起的眼部结膜组织慢性炎症反应,有眼部异物感、烧灼感以及畏光、流泪等不适。结膜炎往往有渗出、乳头或滤泡增生、假膜或真膜、耳前淋巴结肿大等,可进行结膜刮片细胞学检查来区分。

3. 视疲劳　视疲劳患者往往有屈光参差、集合调节功能异常、屈光度数过矫或者欠矫,常常出现眼部畏光、酸胀等不适,一般眼部体征轻微,经综合验光检查后可发现集合调节功能差等。

四、治疗

（一）治疗原则[7]

1. 干眼的治疗原则　干眼的治疗原则是根据干眼的类型和程度给予长期和个体化治疗,同时使患者适应慢病管理体系。治疗方案的基本选择原则是从简单到复杂、从无创到有创、局部治疗和全身治疗相结合。

2. 干眼相关 CED 的治疗原则　CED 的治疗原则包括消除病因、治疗原发病、促进眼表上皮损伤修复、控制眼表炎症反应和稳定泪膜。

（二）治疗方案

1. 干眼的治疗

（1）病因治疗:根据干眼的病因,给予合理和个性化的治疗方案。

（2）药物治疗:主要包括润滑眼表和促进修复,必要时使用抗炎治疗。

（3）非药物治疗:为干眼的基础治疗,尤其对于脂质异常型干眼及蠕形螨睑缘炎病变者更为重要。包括睑缘清洁、热敷熏蒸、睑板腺按摩、强脉冲光治疗、泪道栓塞和封闭、佩戴湿房镜和角膜接触镜等。

2. 干眼相关 CED 的治疗

（1）寻找可能的病因或致病因素,并加以去除。如不健康的生活习惯和/或工作方式、年龄相关的内分泌因素、精神心理因素、环境污染、全身性疾病、眼局部病变、使用药物的影响等。

（2）以眼局部治疗为主:促进角膜上皮损伤修复是一线治疗方案[8]。

（3）润滑眼表和促进修复

1）人工泪液:人工泪液的主要功能是润滑眼表,为治疗干眼的一线用药,其作为对症治疗方法适用于各种类型干眼。

2）促进泪液分泌的滴眼液:目前国内临床上促进泪液分泌的主要药物是促黏蛋白分泌的 P2Y2 受体激动剂(地夸磷索钠),其作用机制是刺激眼表上皮细胞分泌黏蛋白,对水液和脂质分泌也具有一定促进作用[9,10]。

　　3）促眼表修复的滴眼液：以成纤维细胞生长因子、表皮生长因子、维生素 A 等为主要有效成分的滴眼液，具有促进上皮增生、维护眼表微环境的作用。中、重度干眼伴有明显角膜上皮损伤者应根据干眼的类型选择适合的人工泪液，并配合应用促眼表修复的滴眼液（每天 2~4 次）。

　　4）眼用血清制剂：自体血清和小牛血去蛋白提取物眼部制剂含有各种生物活性成分，其作用为促进眼表上皮修复，改善眼表微环境。适用于伴有眼表上皮损伤及角膜神经痛等多因素的中、重度干眼[8,11]。

　　（4）抗炎治疗：国际干眼工作组（Dry Eye Workshop，DEWS）和中国干眼专家共识均指出，中、重度干眼常伴有眼表的炎症反应，需加入眼表抗炎治疗。眼表抗炎制剂包括糖皮质激素、免疫抑制剂和非甾体抗炎药。严重者早期可采用糖皮质激素治疗，特别是低浓度的眼表糖皮质激素。在干眼慢性期可采用免疫抑制剂长期抗炎治疗，特别是低浓度的免疫抑制剂环孢素滴眼液的使用[7,12]。

　　1）糖皮质激素：用于伴眼部炎症反应的中、重度干眼。糖皮质激素使用原则为低浓度、短疗程，炎症反应控制后缓慢停药。对于眼表炎症反应重或原发病为免疫相关性干眼者，可应用高浓度糖皮质激素短期冲击治疗后逐步替换为低浓度糖皮质激素。使用频率及用药时间视眼表炎症反应的严重程度而定，每天 1~4 次，维持 2~4 周，炎症反应减轻后应逐渐减少使用频率及用药时间，不作为长期维持用药。糖皮质激素使用期间应注意其药物的副作用，如眼压升高、并发白内障和继发感染等。

　　2）免疫抑制剂：临床常用于眼表抗炎的免疫抑制剂包括环孢素和他克莫司。环孢素和他克莫司均是特异性 T 淋巴细胞免疫抑制剂，可同时抑制 T 淋巴细胞活化和促进 T 淋巴细胞凋亡，从而控制 T 淋巴细胞介导的免疫相关炎症反应。同时，因免疫抑制剂特异性作用于 T 淋巴细胞，因此，可避免如糖皮质激素长期使用导致的眼压升高、并发性白内障和继发感染等广泛副作用，特别是低浓度的免疫抑制剂长期使用安全性很高。DEWS 和中国干眼专家共识均建议采用 0.05%~0.1% 中低浓度的环孢素滴眼液进行干眼的抗炎治疗[7,12]。低浓度环孢素滴眼液可特异性抑制眼表炎症反应而促进结膜杯状细胞结构和功能的恢复；同时可减少泪腺和睑板腺的腺体上皮细胞凋亡而维持各腺体的正常功能，从而通过其抗炎的核心机制促进泪液脂质、水液和黏蛋白三大组分的正常构成，进而恢复和维持泪膜稳态来治疗干眼。低浓度环孢素滴眼液使用频率多为每天 2~3 次，中长期维持用药可考虑优先选择不含防腐剂的 0.05% 环孢素。

　　3）非甾体抗炎药物：具有外周镇痛及抗炎作用，抗炎作用低于糖皮质激素。适用于轻、中度干眼的抗炎治疗，也可用于中、重度干眼维持期辅助治疗。具有糖皮质激素不良反应的高危干眼患者可选用非甾体抗炎药物。使用频率一般为每天 2~4 次，用药时间视病情控制情况而定。药物使用期间依然需注意非甾体抗炎药对眼表上皮的毒性反应和基质融解等不良反应，该药不建议长期使用。

　　（5）抗菌治疗

　　1）局部用抗菌药：推荐甲硝唑、红霉素、金霉素眼膏，其中甲硝唑主要用于与蠕形螨或厌氧菌感染相关的睑缘炎；红霉素、金霉素眼膏主要用于睑缘炎和伴炎症反应的睑板腺功能障碍（MGD）患者。

　　2）全身用抗生素：推荐四环素类、大环内酯类。其中四环素类药物适用于脂质异常型引起的泪膜不稳定相关性眼病；大环内酯类药物则有刺激人睑板腺上皮细胞分化、促进脂质聚集及抗菌的作用,适用于重度或难治性脂质异常型干眼,尤其对全身应用其他抗菌药不耐受者可能有效。

【注意点】

没有局部感染的患者不需选用抗菌药物治疗;但是如 MGD 或者睑缘异常者则需要优先考虑使用抗菌药物,尤其是明确合并细菌感染者(表 8-0-1)。

表 8-0-1　抗菌药物的使用

用药途径	药物选择	用法用量
局部使用	红霉素眼膏	早晚各 1 次,通常使用 2~4 周
全身使用	多西环素	成人每次 200mg,每天 2 次,1 个月后减量为每次 200mg,每天 1 次;2 周后改为 100mg,每天 1 次,维持 2.5 个月或每日 20mg,长期维持
	阿奇霉素	每日 500mg,连续服用 3 天,停药 4 天,7 天为一个疗程,共 3 个疗程

(6)物理治疗

1)睑缘清洁:清洁睑缘对治疗各种眼睑异常(尤其睑缘炎)相关干眼非常重要,正确清洁睑缘可减少脂质等有害产物堆积,并清除螨虫等相关病原体。

2)眼部热敷熏蒸:通过局部加热使黏稠度增高的睑酯重新具有流动性,利于排出以改善或恢复睑板腺腺体功能。

3)睑板腺按摩:睑板腺按摩包括家庭适用的手指按摩法和在医院进行的专业按摩法,如玻棒法、睑板垫法、镊子挤压法。基本原理是通过机械挤压睑板腺,疏通堵塞的睑板腺开口,排出睑板腺内的异常睑酯。

4)全自动热脉动治疗系统:该治疗系统通过热能和脉压治疗来解除睑板腺堵塞,眼睑内部,使用 42.5℃恒温技术,热量直达睑板腺,融化堵塞睑酯;眼睑外部是通过眼杯气囊不同模式脉动压力按摩外眼睑,排出融化睑酯。主要针对以阻塞为主的 MGD 而引起的泪膜不稳定者,如干涩疲劳、异物感、烧灼感、视物模糊、胀痛感等。

5)强脉冲光治疗:这是一种相对较新的治疗 MGD 导致脂质异常型干眼的方法,其可通过减轻睑缘炎症反应、热效应、杀菌除螨以及光调节作用等,缓解 MGD 及相关干眼的症状和体征。

6)治疗性角膜接触镜:高透氧的治疗性软性角膜接触镜和巩膜镜适用于伴角膜上皮损伤或非感染性睑缘病变的干眼。可使用人工泪液保持角膜接触镜的湿润状态[6]。

(7)手术治疗:病情严重或保守治疗无效时,应积极采取手术治疗,如羊膜移植、结膜瓣遮盖、临时性或永久性睑缘缝合;对于角膜基底膜功能障碍的患者可采用基底膜穿刺术或准分子激光治疗性角膜切削术等。

五、典型病例分析

(一)病例 1:干燥综合征相关角膜上皮细胞功能障碍

主诉及病史:患者女性,54 岁,风湿内科确诊原发性干燥综合征 2 年,因"眼部异物感、眼干半年"于我院就诊。

眼部查体:双眼角膜透明,右眼角膜染色可见大量点染,BUT 0~1 秒,晶状体稍混浊,眼底未见明显异常,左眼未见明显异常(图 8-0-3)。

　　诊断:根据患者既往已经确诊为原发性干燥综合征,且主诉有眼部异物感、眼干不适等症状;眼部检查发现 BUT≤5 秒,有角膜荧光素染色体征,诊断为原发性干燥综合征、干眼(中度)。

　　处理:给予右眼 0.05% 环孢素滴眼液(每天 3 次)、人工泪液(每天 3 次)、小牛血去蛋白提取物眼用凝胶(每天 3 次),口服茴三硫片[每天 3 次,1 次 1 片(25mg)]。并积极联合风湿免疫科治疗全身干燥综合征。

　　疗效及随访:治疗 3 周后,患者右眼角膜透明,双眼角膜染色可见少量点染,BUT 3~4 秒,晶状体稍混浊,左眼未见明显异常(图 8-0-4)。

　　病例要点分析:

　　1. 干燥综合征相关干眼(Sjögren's syndrome-related dry eye disease,SS-DED)是一种慢性、进行性、炎症性的自身免疫性疾病,是指干燥综合征(Sjögren's syndrome,SS)侵犯泪腺时继发的干眼(dry eye disease,DED),表现为眼干、畏光等不适症状。目前,SS-DED 发病机制尚不明确,研究发现,多与免疫功能紊乱、遗传、环境及微生物感染等因素相关。

　　2. 通过本例病例提示,临床上在有干燥综合征等原发病存在的情况下,患者往往会伴有干眼,干眼与干燥综合征可能同时出现,也可能在干燥综合征的病情发展过程中或治疗过

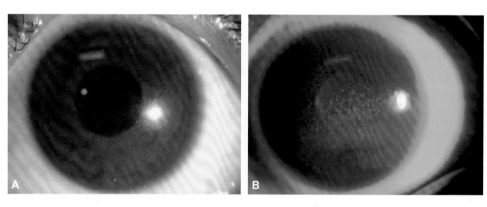

图 8-0-3　治疗前患者右眼眼部情况
A、B.患者角膜及荧光素染色图片:荧光素染色阳性,角膜中周部及下部可见大量点状着染。

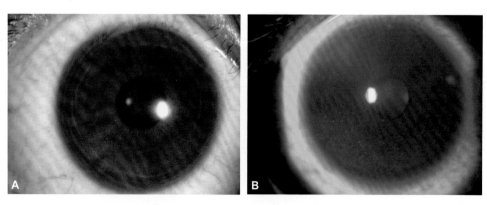

图 8-0-4　治疗后患者右眼眼部情况
A、B.患者角膜及荧光素染色图片:荧光素染色阳性,角膜下部可见少量点状着染。

程前后出现。

3. 临床中使用的治疗方法主要是借鉴治疗干眼的方法,针对干燥综合征相关干眼患者,必要时可以联合干燥综合征的局部或系统性治疗。

（二）病例2:移植物抗宿主病相关角膜上皮细胞功能障碍

主诉及病史:患者男性,46岁,2年前因"非淋巴细胞性白血病"（FLT3-TKD阳性）行骨髓移植,因"双眼反复红痛2年"于我院就诊,门诊予以更昔洛韦眼用凝胶、氟米龙滴眼液、他克莫司滴眼液、小牛血去蛋白提取物眼用凝胶后仍反复双眼红痛。

眼部查体:视力,右眼0.1,左眼0.3;双眼睑缘充血、肥厚,球结膜充血,角膜下方可见白色丝状物附着,其中右眼鼻侧可见溃疡灶,2%荧光素染色阳性,前房深浅可,Tyndall征阴性,虹膜纹理清,晶状体透明,余结构窥不清（图8-0-5）。

诊断:根据患者因白血病行骨髓移植手术,存在移植物抗宿主病的因素,根据患者主诉、眼科查体,该患者诊断为移植物抗宿主病、双眼重度干眼、双眼丝状角膜炎。

处理:入院后完善相关检查并排除双眼感染及禁忌证后行双眼羊膜移植术,术后予以佩戴角膜绷带镜,同时使用他克莫司滴眼液、小牛血去蛋白提取物眼用凝胶、妥布霉素地塞米松眼膏点双眼。

疗效及随访:术后1个月,可见患者双眼羊膜融解,球结膜充血,角膜下方见少量白色丝状物附着,其中右眼鼻侧溃疡灶较前面积减小,周围可见少量点状着染,左眼角膜点状着染较术前减少,前房深浅可,Tyndall征阴性,虹膜纹理清,晶状体透明,余结构窥不清（图8-0-6）。

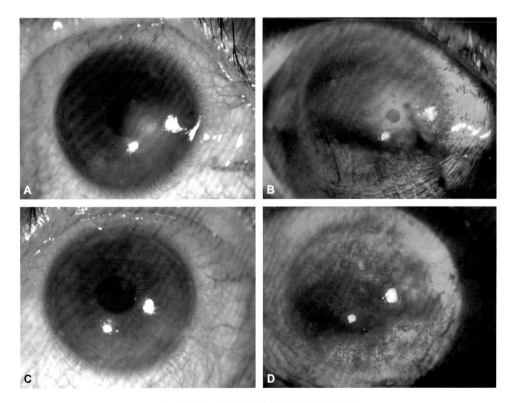

图8-0-5 羊膜移植术前患者双眼情况

A、B.患者右眼及荧光素染色图片,荧光素染色阳性,角膜鼻侧可见溃疡灶,周边可见大量点状着染;C、D.患者左眼及荧光素染色图片,荧光素染色阳性,角膜可见大量点状着染。

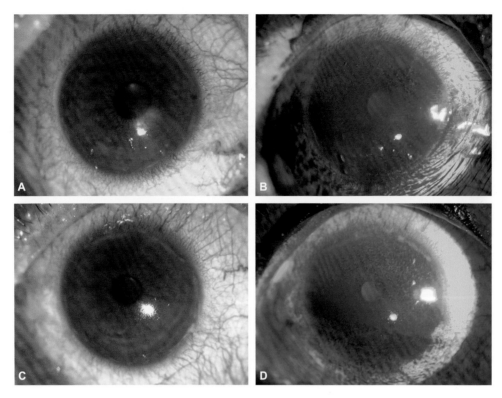

图 8-0-6　羊膜移植术后患者双眼情况

A、B. 患者右眼及荧光素染色图片,荧光素染色阳性,角膜鼻侧溃疡灶较前面积减小,但下部角膜表面仍有少量丝状物附着;C、D. 患者左眼及荧光素染色图片,荧光素染色阳性,角膜可见点状着染,较前好转。

病例要点分析:

1. 移植物抗宿主病(graft-versus-host disease,GVHD)发生在 10%~80% 的造血干细胞移植(hematopoietic stem cell transplantation,HSCT)受者中,而眼睛是人体最脆弱的器官之一,有 40%~60% 接受 HSCT 的患者发生眼部 GVHD,它主要影响泪腺、睑板腺、角膜和结膜等。

2. 通过本例病例提示,移植物抗宿主病相关干眼临床上主要表现为 HSCT 术后发作的眼部干燥感、异物感或眼部刺痛,导致明显眼部不适、视力下降,甚至失明。专科检查可发现患者泪液分泌量减少、泪膜破裂时间缩短、睑缘异常、瘢痕性结膜炎、角膜敏感性降低、角膜上皮弥漫点状荧光素着染或角膜上皮剥脱、角膜丝状物等。

3. 目前,系统性应用类固醇激素或联合免疫抑制剂(如环孢素、他克莫司)是临床上治疗 GVHD 的常用方法。但系统性用药很难在眼部达到有效药物浓度,因此,眼部 GVHD 的局部治疗必不可少。眼部 GVHD 的局部治疗主要包括人工泪液、眼用润滑剂、局部免疫抑制剂、自体血清、泪点栓塞等,对于比较严重的病例,还可以行睑缘缝合术、羊膜移植等手术治疗,但尚无统一的治疗标准。无论眼部 GVHD 治疗的手段如何不同,都可以归结为润滑眼表和控制炎症两个原则,其治疗目的均是缓解症状、保护眼表、避免永久性损坏的发生。

⟐ 要点总结 ⟐

1. 各种类型的干眼均可引起泪膜稳定性异常，导致泪膜异常相关 CED。

2. 发病的核心机制是泪膜稳态失衡与泪膜稳定性下降。

3. 临床特点及体征　熟练掌握泪膜不稳定引起的相关眼部症状、体征及诊断要点。

4. 治疗原则及方案　轻度患者应尽可能解除症状，去除病因；中、重度患者以减轻症状、保护视功能为主。

5. 诊治上的注意点　要根据泪膜异常的类型和程度给予长期和个体化治疗，同时使患者适应慢病管理。

（袁若兰　陈　婷　陈佑祺）

参考文献

1. 中华医学会眼科学分会角膜病学组. 中国干眼专家共识：定义和分类（2020 年）. 中华眼科杂志，2020，56（6）：418-422.

2. DAVIDSON H J，KUONEN V J. The tear film and ocular mucins. Vet Ophthalmol，2004，7（2）：71-77.

3. KAWASHIMA M，TSUBOTA K. Tear lipid layer deficiency associated with incomplete blinking：A case report. BMC Ophthalmol，2013，13：34.

4. 刘祖国. 干眼. 北京：人民卫生出版社，2017.

5. 邵毅，吴康瑞，叶蕾. 干眼的发病机制及治疗研究进展. 眼科新进展，2020，40（4）：301-306.

6. 中华医学会眼科学分会角膜病学组. 中国干眼专家共识：检查和诊断（2020 年）. 中华眼科杂志，2020，56（10）：741-747.

7. 中华医学会眼科学分会角膜病学组. 中国干眼专家共识：治疗（2020 年）. 中华眼科杂志，2020，56（12）：907-913.

8. OHASHI Y，MUNESUE M，SHIMAZAKI J，et al. Long-term safety and effectiveness of diquafosol for the treatment of dry eye in a real-world setting：A prospective observational study. Advances in Therapy，2020，37（2）：707-717.

9. ARITA R，SUEHIRO J，HARAGUCHI T，et al. Topical diquafosol for patients with obstructive meibomian gland dysfunction. Br J Ophthalmol，2013，97（6）：725-729.

10. KOH S，IKEDA C，TAKAI Y，et al. Long-term results of treatment with diquafosol ophthalmic solution for aqueous-deficient dry eye. Jpn J Ophthalmol，2013，57（5）：440-446.

11. Drug and Therapeutics Bulletin. The managementof dry eye. BMJ，2016，353：i2333.

12. CRAIG J P，NICHOLS K K，AKPEK E K，et al. TFOS DEWS Ⅱ definition and classification report. Ocul Surf，2017，15（3）：276-283.

第九章 感染相关角膜上皮细胞功能障碍

感染性角膜炎是全球第五大致盲性眼病,常见症状为眼红、眼痛、流泪、视物模糊等,临床表现为角膜上皮缺损、角膜溃疡[1],病情严重者可出现角膜溃疡穿孔甚至感染性眼内炎。根据感染控制情况,感染性角膜炎可分为急性感染期和感染控制期,感染相关 CED 是感染性角膜炎在急性期上皮遭到严重损伤,在感染控制后出现的角膜上皮细胞增殖、移行、黏附、连接及屏障功能异常,从而导致持续的角膜上皮缺损。

一、病原体与危险因素

(一) 病原体

感染性角膜炎常见的病原微生物包括细菌、病毒、真菌、棘阿米巴等[2],不同感染性角膜炎的常见病原体见表 9-0-1。其他病原微生物包括非典型分枝杆菌、诺卡氏菌、无色杆菌等[3]。

(二) 危险因素

感染性角膜炎的危险因素包括:眼外伤、长时间佩戴角膜接触镜、慢性眼表疾病、眼部手术史、眼睑闭合不全、全身疾病(糖尿病、类风湿性关节炎)、免疫缺陷、局部使用糖皮质激素等。

表 9-0-1 不同类型感染性角膜炎的常见病原体

感染类型	常见病原体
细菌性角膜炎	铜绿假单胞菌、金黄色葡萄球菌、表皮葡萄球菌、链球菌、沙雷菌等[4,5]
真菌性角膜炎	我国最常见致病菌属为镰刀菌属,其次为曲霉菌属、链格孢霉菌属、念珠菌属、青霉菌属等[6,7]
病毒性角膜炎	最常见的病原体为单纯疱疹病毒,其他常见的病原体包括水痘带状疱疹病毒、巨细胞病毒、腺病毒、EB 病毒等

二、发病机制

感染相关 CED 受整个感染期多种因素影响,包括急性感染期细菌、病毒等微生物对角膜上皮的直接破坏及毒性损伤,角膜神经的破坏及损伤,泪膜质和量的异常;急性感染期及感染控制后急性、慢性炎症反应导致的眼表微环境损伤;治疗过程中多种药物使用的药物毒性等。

（一）急性感染期发病机制

1. 细菌感染相关角膜上皮病变[8]

（1）黏附：细菌通过各种黏附素与宿主细胞表面受体结合，介导细菌与角膜上皮细胞结合，从而引发感染。细菌的黏附素可作为毒素启动细菌入侵并促进随后的致病反应。铜绿假单胞菌、肺炎链球菌和金黄色葡萄球菌对受损角膜上皮的黏附明显高于其他细菌，这是角膜炎病例中经常分离出这些细菌的原因。

（2）侵袭和细胞毒性作用：细菌一旦附着在角膜上皮表面，通过蛋白酶、外毒素（可导致基底膜和细胞外基质损伤）的作用，导致角膜细胞融解，并侵入角膜基质。革兰氏阴性菌释放细胞壁内的内毒素，可导致基质浸润环的产生。

2. 真菌感染相关角膜上皮病变[8]

（1）黏附：致病真菌与宿主角膜细胞的相互作用是真菌性角膜炎发病的关键因素。真菌病原体表现出多种黏附素，能够黏附于各种类型细胞，并与存在于宿主角膜细胞中的多种蛋白和糖蛋白相互作用。角膜上皮还有其他潜在的真菌结合位点，如层粘连蛋白、胶原蛋白等。

（2）侵袭：真菌侵袭力与真菌负荷直接相关，与炎症反应强度呈反比。

（3）毒性：各种引起角膜炎的真菌会产生真菌毒素。真菌产生的多种酶也会破坏组织，促进侵袭。

3. 棘阿米巴感染相关角膜上皮病变[8]

（1）黏附：棘阿米巴与角膜表面的黏附，尤其是与角膜上皮的黏附，主要取决于滋养体表面的棘状伪足数量和甘露糖结合蛋白（Mannan-binding protein，MBP）。

（2）细胞病变：棘阿米巴滋养体介导的细胞病变通过多种机制进行，如直接细胞融解、吞噬和凋亡。

（3）上皮破坏和基质侵袭：棘阿米巴滋养体可分泌多种非特异性蛋白酶（如丝氨酸蛋白酶、巯基蛋白酶、金属蛋白酶等），破坏角膜上皮细胞和穿透前弹力层，侵入角膜基质，导致角膜基质融解。

4. 单纯疱疹病毒感染相关角膜上皮病变[9]　单纯疱疹病毒逃避宿主产生的多重免疫反应，通过特异性病毒和宿主受体的相互作用进入角膜上皮细胞，利用宿主细胞的 DNA 聚合酶来复制并产生子代病毒，然后子代病毒继续感染邻近细胞。随着病毒复制，出现角膜上皮细胞肿胀，最终出现细胞融解。

（二）感染控制期发病机制

部分感染性角膜炎在感染控制后，仍有角膜上皮不愈合的情况，需要考虑药源性角膜病变、眼表微环境破坏、角膜神经功能障碍等影响。

1. 药源性角膜病变　大部分的局部使用药物具有药物毒性，或药物中所含防腐剂具有毒性，临床常见的可导致角膜上皮病变的局部药物有氨基糖苷类、氟喹诺酮类、阿昔洛韦、更昔洛韦、两性霉素 B、伏立康唑等。在感染性角膜炎急性感染期，局部不规范用药，如局部用药频次或浓度过高、多种滴眼液联合使用、长期滥用药物、给药方式不正确等，均可引起药源性角膜病变。

2. 眼表微环境破坏　在感染控制期，尽管没有致病微生物繁殖，但由于在急性感染期，局部抗生素的使用使眼表菌群受到影响，存活的菌群大量扩增，从而通过自身肽聚糖激发天然免疫反应。局部药物的直接毒性作用可抑制核酸、蛋白质形成，破坏细胞膜或细胞间连接。部分局部药物中防腐剂的毒性作用可损伤角膜上皮细胞的微绒毛，使之与泪膜中的黏蛋白连接受损,还可影响组织愈合,引起细胞凋亡和破坏。这些作用及影响均可破坏泪膜稳定性,造成眼表微环境失稳态,引起角膜上皮损伤。

3. 角膜神经功能障碍　反复的单纯疱疹病毒感染,对角膜神经影响大,角膜基底细胞层下神经丛丧失,角膜知觉减退,出现角膜营养障碍,影响角膜上皮细胞功能,在病毒感染得到控制后,仍出现 CED。眼表微环境失稳态,泪膜高渗状态诱发眼表炎症反应,角膜上皮细胞屏障破坏,角膜神经受到机械性和炎症性损伤。

三、临床表现

(一) 常见临床表现

1. 主要症状　包括眼红、眼痛、异物感、视力下降、畏光、流泪等。

2. 主要体征　包括结膜充血、角膜上皮缺损、角膜溃疡、角膜基质浸润等,部分病例可出现前房积脓。

(二) 不同病原体感染的临床表现特征

1. 细菌性角膜炎　起病急、发展迅速。革兰氏阳性球菌感染的角膜炎一般可见呈局限性的圆形或卵圆形溃疡,基质呈灰色或白色浸润,溃疡边界清楚。革兰氏阴性杆菌感染通常发展迅速,出现角膜基质化脓、坏死,溃疡周边见基质浸润环,可出现免疫环(图 9-0-1)。

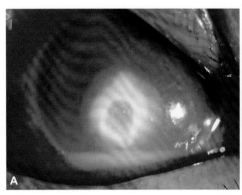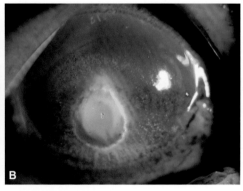

图 9-0-1　铜绿假单胞菌性角膜炎急性感染期
A. 角膜基质灰白色浸润,病灶区基质化脓、坏死,前房积脓;B. 2% 荧光素染色阳性。

2. 真菌性角膜炎　起病缓慢,局部刺激症状较轻。典型体征可有菌丝苔被、伪足、免疫环、卫星灶、内皮斑、前房积脓等。菌丝苔被为角膜病灶处灰白色轻度隆起,外观较干燥,无光泽,与下方炎症反应组织紧密相连;伪足是在角膜感染病灶边缘的树枝状浸润;卫星灶位于角膜主要感染灶周围,是与主病灶之间看似没有直接联系的、小的浸润或溃疡灶;免疫环是角膜感染灶与感染灶周围的环形致密浸润之间模糊的透明带[2](图 9-0-2)。念珠菌属感染时,角膜基质炎类似细菌性角膜炎,角膜浸润灶离散,进展缓慢,浸润灶偏角膜中下方[10]。部分病例可出现黏稠的前房积脓。

3. 棘阿米巴性角膜炎　临床特点为眼部剧烈疼痛、角膜放射状神经炎及环形角膜基质炎,病程可长达数月。角膜上皮最先受累,在早期,大多数体征局限于角膜上皮,如点状上皮糜烂、假树枝状溃疡、上皮下混浊。随着病变进展至角膜基质,可出现基质浸润、浸润环、角膜溃疡(溃疡直径逐渐增大且边界不清)、前房积脓,病程时间长者伴角膜新生血管长入及巩膜炎等(图 9-0-3)。部分患者可出现与角膜严重程度不符的剧烈疼痛。疼痛的强度取决于角膜神经被累及的程度,部分患者可无剧烈眼痛[11]。

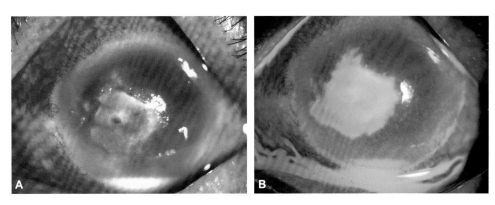

图 9-0-2　黄曲霉感染性角膜炎急性感染期
A. 角膜见浸润灶,表膜呈苔垢样,可见卫星灶及前房积脓;B. 2% 荧光素染色片状着染。

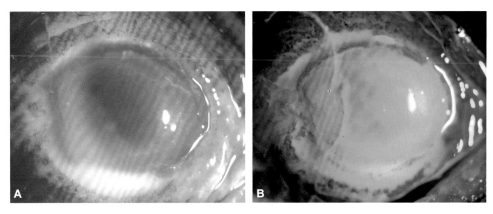

图 9-0-3　棘阿米巴性角膜炎
A. 角膜基质环形浸润及前房积脓;B. 2% 荧光素染色见角膜大范围片状着染。

4. 单纯疱疹病毒性角膜炎　具有反复发作的特点。上皮型单纯疱疹病毒性角膜炎的上皮病变常表现为点状、树枝状、地图状改变(图 9-0-4)。坏死性角膜基质炎可出现伴上皮缺损的基质融解坏死灶。反复发作的单纯疱疹病毒性角膜炎可损伤角膜神经,引起神经营养性角膜病变,表现为持续性角膜上皮缺损,缺损多呈圆形或椭圆形,并伴有基质水肿,随着病变进展,可导致角膜溃疡甚至角膜穿孔,这类患者常有角膜知觉减退甚至消失。

5. 带状疱疹病毒性角膜炎　上皮型较常见,表现为点状、无末端膨大的假树枝状角膜上皮病变,多位于周边角膜,通常可自行消退,但约半数病例会发展为基质型,出现硬币状角膜混浊、脂质性角膜病变、角膜瘢痕形成等[12]。角膜神经损伤可导致神经营养性角膜病变,出现 CED,表现为弥漫性角膜上皮病变(图 9-0-5),随后出现带状角膜病变。

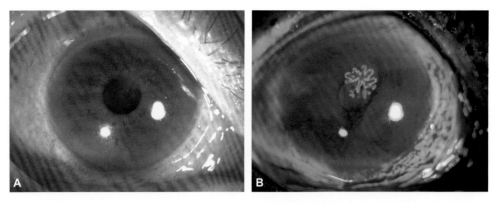

图 9-0-4　上皮型单纯疱疹病毒性角膜炎

A. 角膜中央偏鼻上方见树枝状浸润;B. 同一患者角膜 2% 荧光素染色阳性,呈树枝状。

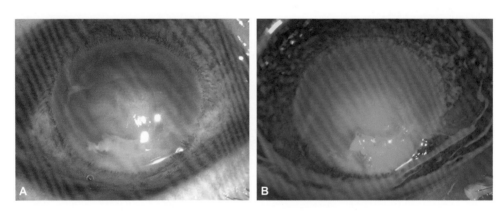

图 9-0-5　带状疱疹病毒性角膜炎

A. 角膜上皮缺损脱落,基质水肿;B. 2% 荧光素染色大片着染。

四、诊断与鉴别诊断

(一) 诊断

1. 临床诊断

(1) 病史:眼部外伤史、角膜接触镜配戴史、免疫抑制剂长期使用史、眼部手术、糖尿病史、污染的土壤或水接触史,以及感冒、劳累、局部或全身使用免疫抑制剂等诱发因素。

(2) 体征:结膜充血、角膜上皮缺损,角膜上皮点状、树枝状、地图状改变,角膜溃疡等。

2. 病原学诊断

(1) 微生物检查:角膜刮片、微生物培养、角膜组织病理学检查、聚合酶链反应(PCR)、免疫组化鉴定抗原、血清学检测抗体等。

(2) 眼科辅助检查:活体角膜激光共聚焦显微镜(IVCM)和眼前节光学相干断层扫描(AS-OCT)。利用 IVCM 检测真菌性角膜炎和棘阿米巴性角膜炎具有很高的确诊率,患者角膜病灶可见典型的真菌或棘阿米巴等病原体(图 9-0-6)。

Jin X 等人[13]研究认为,AS-OCT 和 IVCM 检测角膜内皮斑可用于感染性角膜炎的早期诊断,该研究发现,AS-OCT 显示真菌性角膜炎的角膜内皮与角膜内皮斑的边界不清,呈波浪

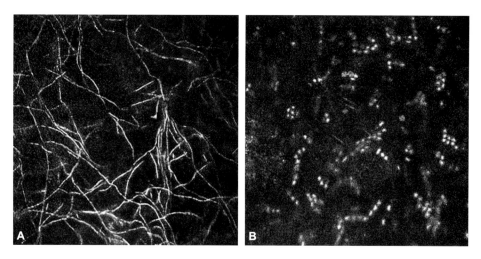

图 9-0-6 活体角膜激光共聚焦显微镜下角膜病灶检查结果

A. 黄曲霉感染的真菌性角膜炎,见大量真菌菌丝;B. 棘阿米巴性角膜炎见大量呈圆形高密度外观的棘阿米巴包囊。

状,而细菌性角膜炎的角膜内皮与角膜内皮斑的边界清晰。IVCM 显示真菌性角膜炎的角膜内皮细胞边界不清,内皮层有大量紧密分布的炎性细胞,而细菌性角膜炎的角膜内皮细胞边界不充分,可见大量散在分布的炎性细胞。

（二）鉴别诊断

1. 药源性 CED 药源性 CED 患者多有长期局部或全身用药史,有典型的角膜病变,如角膜上皮点状糜烂、结晶样改变、假树枝状上皮病变,严重者可出现角膜溃疡,创面干净,病灶边界较清楚（图 9-0-7）。

2. 外伤性 CED 患者有机械性外伤史或酸性、碱性化学物质、热物质角膜损伤史,病原学检查大部分为阴性,可有角膜上皮反复剥脱或持续性角膜上皮缺损等特点。

3. 神经营养性 CED 神经营养性角膜炎是由三叉神经损伤引起的角膜退行性病变[14],此类患者往往有角膜感知觉减退或消失,病灶较干净。本病常见于病毒性角膜炎反复发作、眼科手术损伤、颅脑肿瘤、颅脑外伤以及糖尿病患者[14]（图 9-0-8）。

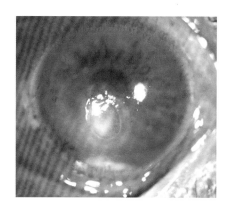

图 9-0-7 药源性角膜病变

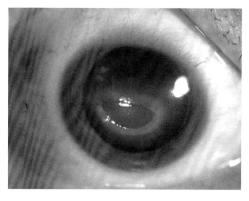

图 9-0-8 糖尿病患者神经营养性角膜病变

五、预防与治疗

（一）预防

1. 早期诊断，早期治疗。

2. 规范药物治疗，根据病情的轻重选择抗生素种类和使用频率。明确诊断后，根据病原体选择敏感药物。

3. 眼外伤预防、眼部保护、对佩戴角膜接触镜相关危险因素的认识以及对严重疾病危险因素的了解，可能与降低疾病严重程度和视力丧失相关。

4. 加强科普与宣教。从事生产劳动人群需加强对眼睛的保护意识，使用规范的劳动保护措施，如有眼部外伤，需尽早诊治。对于糖尿病患者、全身长期使用免疫抑制剂、免疫力低下患者，需定期至眼科进行检查。角膜接触镜佩戴者需注意手卫生，对接触镜进行规范清洗消毒及护理，如有不适尽早就医。

（二）治疗

1. 急性感染期治疗原则

（1）针对病因，控制感染。

（2）局部药物治疗为主，必要时全身辅助用药抗感染。

（3）局部药物治疗效果欠佳时，及时手术治疗。

2. 感染控制期治疗原则

（1）停用既往所有眼部用药。

（2）保护角膜，减少损伤。

（3）促进角膜修复，防止病情进展，预防继发感染。

3. 药物治疗

（1）急性感染期药物治疗

1）开始抗生素治疗之前，应对所有角膜病灶进行病原微生物培养，以确定致病微生物及其对抗生素的敏感性。

2）不同病原体导致感染性角膜炎的主要局部治疗药物见表 9-0-2。

表 9-0-2　不同病原体导致感染性角膜炎的主要局部治疗药物

病原体	主要局部治疗药物
细菌	头孢菌素、氨基糖苷类、氟喹诺酮类等
真菌	多烯类，那他霉素、两性霉素 B；唑类，氟康唑、伏立康唑、酮康唑等
棘阿米巴	双胍类、聚六亚甲基双胍（PHMB）、氯己定（洗必泰）等 芳香二脒类、羟乙磺酸丙氧苯脒、己脒定等
病毒	阿昔洛韦、更昔洛韦、三氟胸苷等

3）细菌性角膜炎局部药物治疗要点

a. 大多数情况下首选眼局部治疗为主。在病原体和药敏试验暂未明确之前，角膜感染病变处于急性感染期时，建议采用广谱抗生素眼局部治疗。在病原体明确和药敏试验结果出来后，应根据感染细菌的种属选择敏感抗生素。

b. 对于中央型或重度角膜炎（如深基质层受累或范围大于 2mm 的浸润伴广泛化脓），建议予以局部抗生素滴眼液每 5~10 分钟 1 次,然后频繁使用(如每小时 1 次)。当患眼在 48 小时内出现病情改善或稳定时,应调整初始治疗方案(改变治疗用抗生素的种类、浓度或频率)。如伴有前房积脓的严重角膜感染患者应联合全身抗生素治疗。

c. 结合初始临床症状的严重程度和病原体毒力,根据病情逐渐减少局部治疗[15]。

4)真菌性角膜炎局部药物治疗要点

a. 在真菌菌种鉴定结果出来前,采取经验治疗,首选 5% 那他霉素滴眼液,或 0.1%~0.2% 两性霉素 B 滴眼液点眼,可联合 0.5% 氟康唑滴眼液,好转后适当减少用药频率;伏立康唑具有良好的穿透性,但没有商品化的滴眼液,局部点眼浓度为 0.5%~1%。对于药物治疗效果欠佳的深部真菌感染性角膜炎患者,可选择靶向给药,如前房内注射给药或角膜基质内注射给药;前房内注射给药包括两性霉素 B(5μg/0.1mL、10μg/0.1mL)、伏立康唑(50μg/0.1mL);角膜基质内注射给药包括两性霉素 B(5~10μg/0.1mL)、伏立康唑(50μg/0.1mL)[16-18]。

b. 根据敏感药物,一般选择 2 种或 2 种以上药物联合应用[2]。真菌性角膜炎患者临床治愈后,应维持用药 2~4 周,以预防复发[2]。

5)棘阿米巴性角膜炎局部药物治疗要点

a. 早期以局部抗棘阿米巴药物治疗为主,0.5% 甲硝唑、0.02% 氯己定或 0.02% PHMB 滴眼液(每 2 小时 1 次)联合羟乙磺酸丙氧苯脒滴眼液(每天 6 次)点眼,连续给药 3 天,之后 0.02% 氯己定或 0.02% PHMB 滴眼液改为每 2 小时 1 次(白天),晚上给予抗生素眼膏治疗。

b. 治疗后 1 周根据病情控制情况,0.5% 甲硝唑、0.02% 氯己定或 0.02% PHMB 滴眼液改为每 3~4 小时 1 次,羟乙磺酸丙氧苯脒滴眼液改为每天 4 次,持续 2~4 周后根据病情和活体角膜激光共聚焦显微镜检查结果逐渐减量,同时注意药物的毒性作用[19]。

6)对于上皮型单纯疱疹病毒性角膜炎和带状疱疹病毒性角膜炎,可局部使用 1% 屈氟尿苷(最多每天 9 次)或 3% 阿昔洛韦眼用凝胶(每天 5 次)或 0.15% 更昔洛韦眼用凝胶(每天 5 次),持续使用至角膜溃疡愈合(通常为 7~10 天)[20]。

7)全身抗感染药物治疗

a. 细菌性角膜炎早期使用广谱抗生素控制感染,根据培养结果和药物敏感试验调整抗生素。

b. 真菌性角膜炎可联合使用口服抗真菌药物,如酮康唑、伊曲康唑、氟康唑等;需注意两性霉素 B 具有肾毒性,酮康唑、氟康唑、伏立康唑具有肝损伤的不良反应,使用过程中需监测肝肾功能。

c. 有文献报道,伏立康唑联合双胍类或芳香二脒类药物治疗棘阿米巴性角膜炎有效,且不良反应小[21]。

d. 口服抗病毒药物(如阿昔洛韦、伐昔洛韦等)适用于基质型或内皮型单纯疱疹病毒性角膜炎、带状疱疹病毒性角膜炎重症患者[20]。对于 12 个月内复发超过 3 次的上皮型单纯疱疹病毒性角膜炎,可使用阿昔洛韦(400mg,每天 2 次)或伐昔洛韦(每天 500mg 或 250mg,每天 2 次),持续使用 6~12 个月,然后重新评估病情。阿昔洛韦的不良反应有腹泻、头痛、恶心、呕吐等,还可导致肝酶、肌酐升高,白细胞减少、贫血,长期使用者应定期复查血常规及肝功能。更昔洛韦的不良反应有骨髓抑制、肝肾功能异常等,用药期间应监测血常规和肝肾功能。

(2)感染控制期药物治疗

1)无防腐剂的人工泪液:如玻璃酸钠滴眼液、聚乙烯醇滴眼液。

2）促角膜修复药物：如自体血清、小牛血去蛋白提取物眼用凝胶、重组人表皮生长因子滴眼液、重组牛碱性成纤维细胞生长因子滴眼液等。

3）全身使用药物：可予以维生素 C 促进修复，可使用维生素 B_1、甲钴胺等营养神经药物。

4）预防继发感染药物：最低剂量的抗生素滴眼液或眼膏，尽量选择不含防腐剂的药物。

（3）感染控制期物理治疗

1）对角膜上皮片状缺损合并神经功能异常患者，可予以局部促修复药物和抗生素眼膏后进行单眼或双眼包扎，需密切观察病情。

2）如患者不配合单眼或双眼包扎，可予以佩戴角膜绷带镜保护角膜，佩戴期间需预防性使用局部抗生素，避免感染，减少使用眼用凝胶及眼膏。

（4）手术治疗

1）急性感染期：手术治疗方式包括角膜清创术、结膜瓣遮盖术、板层角膜移植术、穿透性角膜移植术等。不同手术方法用于不同病程阶段的患者。

光动力疗法对于真菌性角膜炎、细菌性角膜炎有一定疗效；角膜交联术可辅助治疗部分轻至中度细菌性角膜炎，但需要长期、前瞻性、随机试验来确定其有效性；角膜交联术对真菌性角膜炎和棘阿米巴性角膜炎的疗效值得怀疑。

2）感染控制期：如病情进展，角膜溃疡难以愈合，保守治疗无效时应积极采取手术治疗。如睑裂缝合手术、羊膜移植术、结膜瓣遮盖术、板层角膜移植术或穿透性角膜移植术等。

六、典型病例分析

（一）病例 1：真菌性角膜炎相关 CED

主诉及病史：患者，男性，32 岁，因"右眼眼痛、流泪 15 天"入院。患者 15 天前右眼进入汗液，使用左氧氟沙星滴眼液、妥布霉素地塞米松眼膏治疗无好转。既往有双眼近视，余体健，无疾病家族史。

眼部查体：视力，右眼手动/50cm，左眼 0.1；非接触式眼压，右眼 20mmHg，左眼 23mmHg。右眼结膜混合性充血，角膜中央见约 5mm × 5mm 溃疡灶，呈苔被样外观，2% 荧光素染色大片着染，有伪足和卫星灶形成，分泌物附着，角膜内皮水肿，前房中深，未见积脓（图 9-0-9）。活体角膜激光共聚焦显微镜显示右眼角膜病灶有大量真菌菌丝。左眼正常。

诊断：根据患者右眼病程 15 天，时间较长，局部有使用糖皮质激素，病情进展快，角膜溃疡病灶呈苔被样外观，有伪足和卫星灶形成，活体角膜激光共聚焦显微镜显示右眼角膜病灶有大量真菌菌丝，临床诊断为右眼真菌性角膜溃疡，细菌感染待查。

处理：对患者行角膜病灶涂片、细菌和真菌培养。并及时行右眼角膜基质注药术（伏立康唑），术后局部加用 1% 伏立康唑滴眼液（每半小时 1 次）点眼，全身加用氟康唑注射液静脉滴注抗真菌治疗。

疗效及随访：按以上方案用药 3 天后，检查见角膜灰白色浸润加重，角膜上皮缺损范围扩大（图 9-0-10）。角膜病灶培养结果示尖端赛多孢子菌，根据该微生物检查结果，最终考虑诊断为右眼真菌性角膜溃疡（尖端赛多孢子菌）。患者保守治疗效果欠佳，最终行右眼生物角膜板层移植术，术后继续予以伏立康唑滴眼液抗真菌治疗，他克莫司滴眼液抗排斥反应治疗。

病例要点分析：该病例导致 CED 发生的原因是真菌感染后，抗真菌药物治疗无法控制

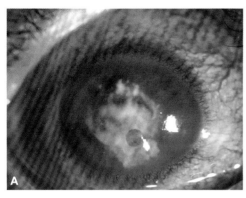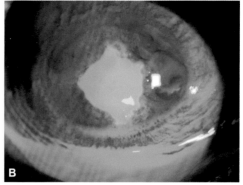

图 9-0-9　真菌性角膜炎导致角膜上皮细胞功能障碍治疗前患者右眼情况
A.患者角膜中央见灰白色溃疡灶,上皮缺损;B. 2% 荧光素染色阳性。

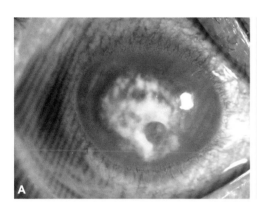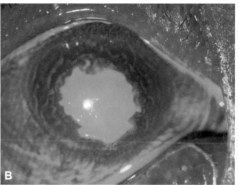

图 9-0-10　真菌性角膜炎导致角膜上皮细胞功能障碍治疗 3 天后患者右眼情况
A.角膜浸润较图 9-0-9A 加重;B. 2% 荧光素染色范围较图 9-0-9B 扩大。

感染,真菌的侵袭与毒性造成角膜上皮破坏及基质侵袭,保守治疗难以控制病情后,积极采取角膜移植手术治疗。

（二）病例 2:真菌性角膜炎相关 CED 并角膜穿孔

主诉及病史:患者,女性,48 岁,因"右眼反复眼红、畏光 3 年,再发 1 周"就诊。曾在当地医院诊断为"角膜炎",并局部使用左氧氟沙星滴眼液、妥布霉素地塞米松滴眼液、小牛血去蛋白提取物眼用凝胶治疗后病情无好转;1 个月余前曾在我院门诊就诊,使用小牛血去蛋白提取物眼用凝胶、重组牛碱性成纤维细胞生长因子滴眼液、左氧氟沙星滴眼液治疗及单眼包扎治疗后病情好转。1 周前患者再次出现右眼眼红、畏光症状,再次至我院就诊。既往有右下睑病损切除+眼睑全层重建手术史、左侧三叉神经根血管减压手术史,平时体健。

眼部查体:视力,右眼手动/眼前。角膜中央见约 1mm×1mm 溃疡灶,上皮缺损范围约 8mm×7mm(图 9-0-11),角膜刮片细菌、真菌培养阴性。

诊断:根据患者右眼反复发作病史,角膜溃疡形成,上皮大片缺损,考虑诊断为右眼角膜溃疡(非感染可能性大)。

处理:行右眼羊膜移植术,术后予以妥布霉素滴眼液、重组牛碱性成纤维细胞生长因子滴眼液、小牛血去蛋白提取物眼用凝胶治疗。

　　疗效及随访:术后 3 周复查,见角膜上皮缺损大部分愈合,但角膜溃疡范围扩大并溃疡穿孔(图 9-0-12)。角膜刮片培养结果示近平滑念珠菌。考虑诊断为右眼真菌性角膜溃疡穿孔(近平滑念珠菌)。予以行右眼结膜瓣遮盖术,术后予以伏立康唑滴眼液抗真菌治疗,重组牛碱性成纤维细胞生长因子滴眼液促角膜上皮修复,妥布霉素滴眼液预防感染治疗。

　　病例要点分析:该病例早期发生 CED 的原因是多因素的;右眼角膜炎反复发作,病程长,长期局部使用多种药物,药物本身及防腐剂的毒性对角膜上皮影响较大,并且可能出现角膜神经功能障碍;患者既往有右眼睑全层重建手术史,可影响眼表微环境。该病例后期出现 CED 与真菌感染相关,真菌的侵袭性及毒性损伤角膜上皮,并侵袭基质层,出现角膜穿孔,需急诊行结膜瓣遮盖术,并予以局部抗真菌治疗。

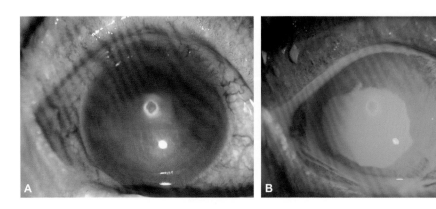

图 9-0-11　近平滑念珠菌性角膜炎导致角膜上皮细胞功能障碍和角膜穿孔,羊膜移植术前患者右眼情况

A. 角膜见大片上皮缺损,可见溃疡灶;B. 2% 荧光素染色见大片着染。

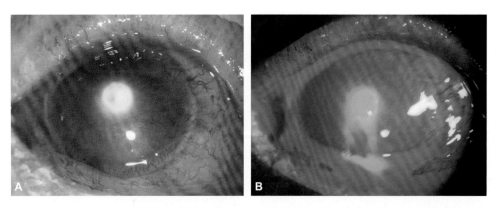

图 9-0-12　近平滑念珠菌性角膜炎导致角膜上皮细胞功能障碍和角膜穿孔,羊膜移植术后 3 周患者右眼情况

A. 与图 9-0-11A 比较,角膜溃疡病灶范围扩大,并可见穿孔;B. 与图 9-0-11B 比较,2% 荧光素染色范围较前缩小,溪流征阳性。

❀❀ 要点总结 ❀❀

1. 感染性角膜上皮病变可分为急性感染期和感染控制期。

2. 大部分急性感染期角膜上皮病变具有典型的临床特征及表现。

3. 感染控制期角膜上皮病变以药源性、神经源性或混合性角膜病变为主。

4. 急性期治疗原则以尽快控制感染为主,在未确定病原体之前,可根据经验用药,早期使用广谱抗生素,治疗后并根据病情调整用药;如急性感染期保守治疗效果欠佳或无效时,及时根据病情采取不同的手术治疗方式。感染控制期治疗原则以修复为主,减少局部用药种类,控制用药频率,根据病情调整治疗方案,并预防继发感染;如保守治疗无效或疗效不佳时,需及时进行手术治疗。

(廖 敏 陈 婷 孙旭光)

参考文献

1. CABRERA-AGUAS M,KHOO P,WATSON S. Infectious keratitis:A review. Clin Exp Ophthalmol,2022,50(5):543-562.

2. 中华医学会眼科学分会角膜病学组.感染性角膜病临床诊疗专家共识(2011年).中华眼科杂志,2012,48(1):72-75.

3. GUPTA Y,KISHORE A,KUMARI P,et al. Peripheral ulcerative keratitis. Surv Ophthalmol,2021,66(6):977-998.

4. TUFT S,SOMERVILLE T,LI J,et al. Bacterial keratitis:Identifying the areas of clinical uncertainty. Prog Retin Eye Res,2022,89:101031.

5. WONG R,GANGWANI R A,YU L,et al. New treatments for bacterial keratitis. J Ophthalmol,2012,2012:831502.

6. HE D,HAO J L,GAO S,et al. Etiological analysis of fungal keratitis and rapid identification of predominant fungal pathogens. Mycopathologia,2016,181(1-2):75-82.

7. 何键,程钧,董燕玲,等.真菌性角膜炎1 414例临床分析.中华眼科杂志,2020,056(004):286-293.

8. LAKHUNDI S,SIDDIQUI R,KHAN N. Pathogenesis of microbial keratitis. Microb Pathog,2017,104:97-109.

9. LOBO A,AGELIDIS A,SHUKLA D. Pathogenesis of herpes simplex keratitis:The host cell response and ocular surface sequelae to infection and inflammation. Ocul Surf,2019,17(1):40-49.

10. THOMAS P,GERALDINE P. Infectious keratitis. Curr Opin Infect Dis,2007,20(2):129-141.

11. KWOK P,KAM K,JHANJI V,et al. Painless acanthamoeba keratitis with normal vision. Optom Vis Sci,2017,94(3):432-435.

12. LI J. Herpes zoster ophthalmicus:Acute keratitis. Curr Opin Ophthalmol,2018,29(4):328-333.

13. JIN X,JIN H,SHI Y,et al. Clinical observation of corneal endothelial plaques with fungal and bacterial keratitis by anterior segment optical coherence tomography and in vivo confocal microscopy. Cornea,2022,41(11):1426-1432.

14. 中华医学会眼科学分会角膜病学组,史伟云,李素霞.中国神经营养性角膜炎诊断及治疗专家共识(2021年).中华眼科杂志,2021,57(2):5.

15. LIN A,RHEE M,AKPEK E,et al. Bacterial keratitis preferred practice pattern®. Ophthalmology,2019,126(1):P1-P55.

16. SHARMA N,BAGGA B,SINGHAL D,et al. Fungal keratitis:A review of clinical presentations,treatment strategies and outcomes. Ocul Surf,2022,24:22-30.

17. DONG L,KREBS D. An intracameral approach for recalcitrant fungal keratitis. Am J Ophthalmol Case Rep,2022,25:101369.

18. OKONKWO A,SETHI K,ANAND S. Repeated intracameral amphotericin B:A safe approach for management of fungal anterior chamber reactivations after therapeutic penetrating keratoplasty. Cornea,2023,42(8):1041-1044.

19. 中国医师协会眼科医师分会眼感染学组. 棘阿米巴角膜炎诊断与治疗专家共识(2023 年). 中华实验眼科杂志,2023,41(10):953-960.

20. LABETOULLE M,BOUTOLLEAU D,BURREL S,et al. Herpes simplex virus,varicella-zoster virus and cytomegalovirus keratitis:Facts for the clinician. Ocul Surf,2023,28:336-350.

21. MUSAYEVA A,RIEDL J,SCHUSTER A,et al. Topical voriconazole as supplemental treatment for acanthamoeba keratitis. Cornea,2020,39(8):986-990.

第十章　睑缘炎相关角膜上皮细胞功能障碍

　　睑缘炎相关 CED 是指继发于睑缘炎的角膜上皮细胞增殖、移行、黏附、连接及屏障功能异常导致的一系列角膜病变,主要临床表现包括点状角膜上皮糜烂、持续或反复的角膜上皮缺损,严重者可导致角膜基质浸润、溃疡,以及角膜瘢痕和新生血管形成,甚至角膜穿孔。

一、病因与发病机制

(一)导致睑缘炎的病因

　　1. 感染　包括细菌感染、病毒感染、真菌感染及寄生虫感染,其中病毒及真菌感染相对少见,细菌感染及寄生虫感染多见。儿童睑缘炎相关 CED 多发生于前睑缘炎。前睑缘炎以睫毛毛囊及睑缘的细菌感染为主,金黄色葡萄球菌最常见,其次为表皮葡萄球菌和痤疮丙酸杆菌。近年来,寄生虫导致的睑缘感染逐渐增多,以蠕形螨最常见,其次为阴虱。

　　2. 睑板腺功能障碍(MGD)　是成人睑缘炎相关 CED 的常见病因。睑板腺分泌物质与量异常均可直接或间接引起 CED。

　　3. 睑腺炎　与睑板腺局限或弥漫性炎症相关的一组睑板腺功能不良疾病,表现为睑板腺开口阻塞及附近睑缘红肿。角膜病变和睑腺炎的部位及程度是一致的。

　　4. 过敏反应　主要包括特应性皮炎和接触性皮炎。特应性皮炎是一种与遗传过敏素质有关的慢性、复发性、炎症性、瘙痒性皮肤病,常累及头面部、四肢、及眼睑,导致睑缘炎、结膜炎、角膜炎。接触性皮炎是指皮肤黏膜接触外源性物质后,在接触部位甚至接触以外的部位发生的炎症反应,接触物包括动物性、植物性、化学性三大类。眼睑皮肤薄,对刺激性物质较为敏感。

　　5. 化妆品反应　劣质化妆品中的有害重金属成分可直接对睑缘产生刺激性反应,其中的致敏物质还可导致眼局部过敏反应。在纹眼线的操作过程中可对睑缘造成机械性损伤,使用的药水可引起局部炎症反应和过敏反应。

　　6. 全身因素　包括雄激素缺乏、年龄相关、干燥综合征、Stevens-Johnson 综合征、酒渣鼻、脂溢性皮炎、红斑痤疮、抗组胺药、抗抑郁药、激素治疗等。

(二)导致角膜上皮细胞功能障碍的发病机制

　　1. 免疫反应　目前认为,病原微生物抗原及其毒性产物导致的免疫反应、异常脂质产物刺激,以及炎症因子的作用是睑缘炎相关 CED 的主要发病机制[1]。病原微生物抗原与角膜缘血管的抗体相结合,引起多形核白细胞浸润,睑缘痂皮和脱屑也可诱导角膜产生抗原抗体反应[2]。

　　2. 异常脂质产物的毒性作用　细菌产生脂肪酶,将脂质分解成多种游离脂肪酸,脂肪酸具有上皮毒性,可穿透上皮细胞屏障,引起眼表炎症和上皮细胞损伤[3];还可通过皂化作用形成泡沫状产物,破坏泪膜稳定性,引起 CED。

3. 炎症因子　前列腺素、白细胞介素、肿瘤坏死因子等炎症因子可刺激眼表上皮细胞，加重 CED。

4. 泪膜的改变、异常睑缘的机械性刺激可改变眼表微环境，也能促使 CED 的发生或加重其程度。

二、临床表现与诊断

(一) 临床表现

睑缘炎相关 CED 的临床表现（表 10-0-1 及图 10-0-1）与睑缘炎的发病时间、严重程度、治疗是否合理、危险因素的种类及反复发作的次数等有关。

1. 常双眼发病，且双眼病变多不对称。

2. 角膜病灶呈多发，从周边向中央进展，多位于下方。

3. 严重者伴有角膜缘干细胞慢性功能障碍，导致角膜病变常合并新生血管长入，新生血管多位于角膜浅层，角膜浸润灶多位于新生血管前端。

4. 儿童睑缘炎相关 CED 多发生于前睑缘炎，而成人睑缘炎相关 CED 更多发生于后睑缘炎和混合型睑缘炎。

(二) 诊断

1. 临床诊断依据

（1）病史：患者既往反复睫毛脱落、睑腺炎或睑板腺囊肿，多次睑板腺囊肿切除手术、眼睑整形美容手术等病史；多数患者，尤其是儿童，既往有交替、反复发作的角膜病变，常被误诊为"病毒性角膜炎"病史；成人患者还可伴有脂溢性皮炎或红斑狼疮等病史。

（2）症状：眼痒、眼红、畏光、流泪、眼干、眼痛、视力下降等。

（3）体征

1）睑缘充血、睫毛根部鳞屑、睑缘形态异常、睑板腺分泌功能异常、睑板腺缺失等。

2）角膜下方或睑裂区的点状角膜上皮糜烂、周边角膜上皮下浸润或溃疡形成、泡性角膜炎、丝状角膜炎等，角膜周边可出现浅层新生血管，角膜病变常与睑腺炎位置一致。

表 10-0-1　不同类型睑缘炎的典型临床表现[4]

表现	前睑缘炎（葡萄球菌）	前睑缘炎（脂溢性）	后睑缘炎（MGD）
流行病学资料	多见于中青年，女性	多见于成年人、老年人	多见于老年人
睑缘分泌物	睫毛根部袖套样鳞屑	睑缘或睫毛周围脂性结痂	黏稠分泌物阻塞睑板腺口
睑缘溃疡	睫毛根部	无	无
睑缘瘢痕	可见	无	病程长时可见
睫毛脱失	常见	罕见	少见
睫毛乱生	常见	罕见	病程长时可见
睑腺炎	可有	无	无
角膜	下方点状角膜上皮糜烂、边缘浸润、新生血管长入、血管翳、瘢痕、变薄或泡性角膜炎	通常不影响	下方点状角膜上皮糜烂、边缘浸润、新生血管长入、血管翳、瘢痕、变薄或泡性角膜炎

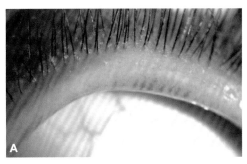 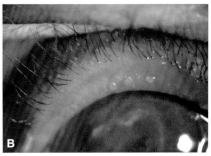

图 10-0-1　不同类型睑缘炎

A. 前睑缘炎,睫毛根部鳞屑附着;B. 后睑缘炎,睑板腺开口阻塞,分泌物黏稠

（4）辅助检查

1）微生物检查:包括细菌检查、寄生虫检查等,如在睫毛毛囊及结膜囊检出葡萄球菌,光学显微镜下寻找蠕形螨并计数。

2）睑板腺红外线分析仪:利用睑板腺红外线分析仪观察睑板腺缺失并进行评分和分级。睑板腺缺失评分标准——0 分,睑板腺无缺失;1 分,睑板腺缺失小于 1/3;2 分,睑板腺缺失 1/3~2/3;3 分,睑板腺缺失大于 2/3。根据每眼上下睑板腺合计评分进行分级,最高为 6分。0 级,0 分;1 级,1~2 分;2 级,3~4 分;3 级,5~6 分。

3）活体角膜激光共聚焦显微镜:可用于活体角膜组织的观察,并成为检查眼部蠕形螨感染的新手段,还有研究将其用于睑板腺的观察,并可测量睑板腺开口直径、腺泡直径及密度、腺泡周围炎症细胞密度等（图 10-0-2）。此检查有助于了解睑板腺的病理变化及判断疗效。

4）眼前节 OCT:可利用眼前节 OCT 构建睑板腺 3D 图像,与睑板腺红外线分析仪相比,该方法可观察睑板腺组织的深度增加,但观察范围小。

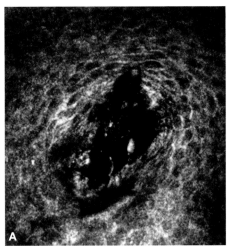 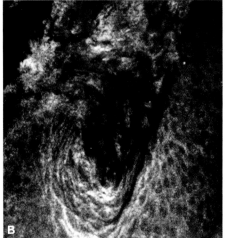

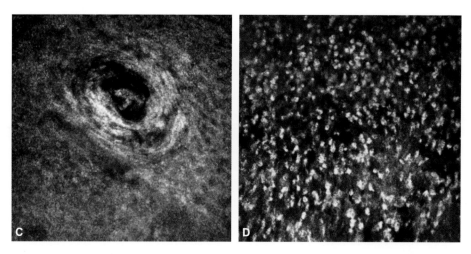

图 10-0-2　活体角膜激光共聚焦显微镜检测睫毛毛囊和睑板腺的病理改变
A.睑板腺开口处的蠕形螨;B.睫毛毛囊内的蠕形螨;C.睑板腺开口伴分泌物栓塞;D.睑板腺腺泡周围炎症细胞。

2. 临床分级　见表 10-0-2 及图 10-0-3~图 10-0-5。

表 10-0-2　睑缘炎临床分级[5]

分级	病变累及角膜的深度及范围
轻度	仅累及角膜上皮层,如点状角膜上皮糜烂、浅层点状角膜炎,无明显角膜新生血管形成(图 10-0-3)
中度	累及角膜基质层,但未累及角膜中央 4mm 内光学区,可伴有周边角膜浅层新生血管(图 10-0-4)
重度	累及角膜基质层,并累及角膜光学区,伴或不伴角膜基质明显变薄,明显的角膜新生血管增生(图 10-0-5)

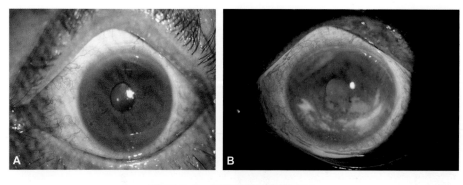

图 10-0-3　轻度睑缘炎相关 CED
A.角膜多处浅层点状混浊;B.角膜荧光素染色阳性,融合成片的角膜上皮点染。

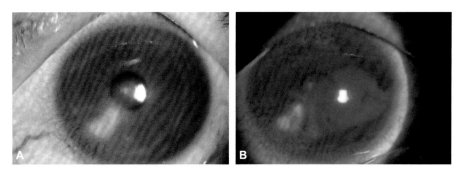

图 10-0-4 中度睑缘炎相关 CED

A. 角膜基质层小片状灰白色混浊,周边浅层新生血管长入;B. 角膜荧光素染色阳性,片状角膜上皮缺损。

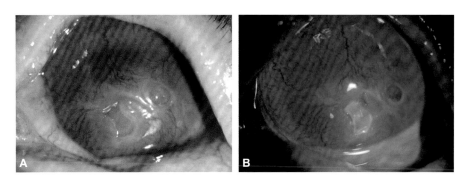

图 10-0-5 重度睑缘炎相关 CED

A. 角膜水肿、上皮缺损、溃疡形成,大量新生血管长入;B. 角膜荧光素染色阳性,角膜溃疡形成。

3. 鉴别诊断

（1）上皮型单纯疱疹病毒性角膜炎:上皮型单纯疱疹病毒性角膜炎通常单眼发病,一般先出现角膜上皮损伤,随后出现树枝状、地图状角膜损害,且角膜知觉也明显减退,抗病毒治疗有效。而睑缘炎相关 CED 通常双眼发病,角膜树枝状改变没有末端膨大,可引起角膜基质混浊,但很少出现基质水肿(图 10-0-6)。

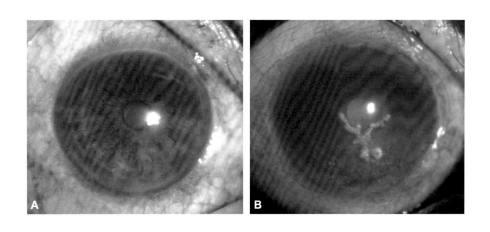

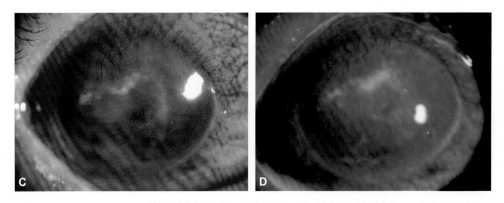

图 10-0-6 病毒性角膜炎与睑缘炎相关 CED 的鉴别

A、B. 上皮型单纯疱疹病毒性角膜炎,角膜中央偏下方可见树枝状病灶,末端膨大;角膜上皮荧光素染色阳性,呈树枝状着色;C、D. 睑缘炎相关 CED,病变位于与上下睑缘接触的角膜区,角膜上皮呈毛玻璃样,基质混浊,周边新生血管长入;角膜荧光素染色阳性,点片状着色。

（2）细菌性角膜溃疡:细菌性角膜溃疡患者眼部刺激症状重,进展迅速,溃疡表面污秽,可伴有前房积脓,应进行角膜刮片和培养,抗生素治疗有效。而睑缘炎相关 CED 的溃疡进展缓慢,溃疡表面较干净,无继发性感染时极少出现前房反应(图 10-0-7)。

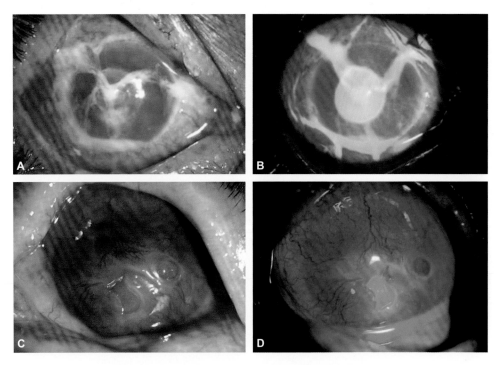

图 10-0-7 细菌性角膜溃疡与睑缘炎相关 CED 的鉴别

A、B. 细菌性角膜溃疡,中央角膜溃疡,表面污秽,基质浸润,前房积脓;角膜荧光素染色阳性;C、D. 睑缘炎相关 CED,角膜水肿、上皮缺损、溃疡形成,边界清楚,大量新生血管长入;角膜荧光素染色阳性,可形成角膜溃疡。

三、预防与治疗

(一)预防

戒烟,清淡饮食,保证充足睡眠,避免长时间使用电子产品,减少眼部化妆品的使用,避免精神压力和情绪激动,保持生活环境卫生等。

(二)治疗

睑缘炎相关 CED 治疗原则为积极治疗睑缘炎,控制角膜炎症;促进角膜损伤修复,合并皮肤及系统性疾病患者需相关科室协同治疗。

1. 睑缘炎的治疗

(1)物理治疗:主要包括睑缘清洁、眼部热敷、睑板腺按摩等。

1)睑缘清洁:清洁睑缘的主要治疗目的是去除睑缘多余的油脂及分泌物,从而抑制细菌等病原微生物滋生。可选择使用清洁湿巾、婴儿洗发露或沐浴露、超声波睑缘清洁器等清洁睑缘和睫毛根部,去除结痂及脂质分泌物,每天早晚各一次。蠕形螨睑缘炎患者可使用茶树油、秋葵或 4-松油醇湿巾行驱螨治疗。

2)眼部热敷:眼部热敷的主要作用机制是通过维持恒定温度来降低睑酯黏稠度和熔点,使睑酯恢复液体状态,以达到便于流动、排出从而改善睑板腺阻塞的状况,适用于 MGD患者。常用的眼部热敷方法有热毛巾、眼部热敷贴、充电式热敷眼罩等。恒定温度需要维持在 40℃左右,每次持续 5~10 分钟,每天 1~2 次,热敷后进行睑板腺按摩效果更为理想,治疗周期至少 1 个月。

3)眼部冷敷:眼部冷敷可促进血管收缩、减轻炎症反应,还能激活冷受体,提高眨眼次数,增加泪液分泌。适用于睑缘炎较重者,表现为局部充血、分泌物多、睑缘红肿,待睑缘炎症反应消退后可改为热敷。可使用冰袋、湿冷毛巾、眼部冷敷贴等,温度在 10℃左右,每次持续 5~10 分钟,每天 1~2 次,如温度过低不能耐受时应马上停止。

4)睑板腺按摩:睑板腺按摩的目的是通过改善睑板腺腺管阻塞来促进睑酯排出,所以,其对于阻塞型 MGD 的治疗效果较好。具体的操作方法为,一手向外侧牵拉外眼角以固定上下睑,另一手沿睑板腺腺管走行方向,由鼻侧向颞侧轻轻按压睑板腺,每次持续 3~5 分钟。也可使用睑板腺按摩镊,先上睑后下睑,由内眦到外眦,力量以能挤出睑板腺腺管内分泌物为宜,重复挤压 3 次。

5)强脉冲光治疗:适用于 MGD 患者,其可能的作用机制为选择性光热解作用、抑制微生物生长和繁殖、局部热效应,从而改善干眼症状、睑酯排出能力及睑板腺分泌物性状[6]。治疗期间需注意皮肤有无色素改变、红疹、水泡等。治疗后 3 天内禁用过热水洗脸,1 个月内注意防晒。刚接受过强烈日晒、系统性红斑狼疮、日光性皮炎、皮肤恶性肿瘤、开放性伤口等患者禁用。

6)睑板腺热脉动治疗:适用于 MGD 患者,通过对睑结膜表面提供可控性热能,热敷睑板腺,使睑酯黏滞度下降,同时在眼睑皮肤面施加脉动性压力进行按摩,促进睑酯排出[6]。使用时应注意预防眼表感染、机械损伤、热损伤等。如患者睑板腺缺失过多,则不建议接受该项治疗。

(2)局部药物治疗

1)局部抗菌药

a. 红霉素眼膏:红霉素属于大环内酯类抗生素,对大多数革兰氏阳性球菌、部分革兰氏阴性菌及一些非典型致病菌均有效。可影响睑板腺脂质形成,抑制细菌蛋白质合成和脂肪酶生产。用法为涂睑缘,每天 1~2 次。

b. 夫西地酸眼用凝胶:夫西地酸是夫西地烷类中最具抗生素活性的化合物,被广泛用于葡萄球菌引起的皮肤和眼部感染的局部治疗[7]。用法为涂睑缘,每天 1~2 次。

c. 甲硝唑眼用凝胶:甲硝唑属于硝基咪唑类衍生物,是一种能有效杀灭蠕形螨、棘阿米巴原虫及厌氧菌的治疗药物,同时也能抑制炎症反应。用法为涂睑缘,每天 1~2 次。

d. 阿奇霉素滴眼液:阿奇霉素属于大环内酯类抗生素,能促进异常睑板腺分泌物的脂质性质向正常方向恢复。用法为点眼,每天 1~2 次。

2)局部抗炎药

a. 非甾体抗炎药:包括溴芬酸钠、双氯芬酸钠和普拉洛芬等,其通过抑制环氧化酶,阻断花生四烯酸合成前列腺素和血栓素 A2,从而发挥抗炎作用。与双氯芬酸钠相比,溴芬酸钠、普拉洛芬对角膜上皮的刺激性更小。轻中度患者经过激素等药物控制症状后,可选择非甾体抗炎药替代治疗,每天 2~4 次。

b. 糖皮质激素类药物:通常选用氟米龙滴眼液或氯替泼诺混悬滴眼液等糖皮质激素类药物抑制促炎因子生成,达到控制炎症的效果,每天 2~3 次,并逐渐减少使用次数。通常疗程为 1~3 个月,病情严重者可能需要更长时间治疗[8]。中重度患者前期治疗需使用妥布霉素地塞米松滴眼液和眼膏,待炎症得到有效控制后改用低浓度激素。长期应用糖皮质激素类药物可出现眼压升高、白内障、角膜炎等不良反应,应监测眼压和眼表情况,及时调整用药。

c. 免疫抑制剂:用于重度和慢性患者的治疗,如环孢素滴眼液,它可抑制活化 T 细胞核因子的转录因子活性,能稳定泪膜、改善睑板腺形态和功能、提高睑板腺分泌物的质量[9,10]。他克莫司可抑制特异性 T 淋巴细胞的活化和增生、抑制细胞间黏附因子表达、减少免疫活性细胞聚集,比环孢素的抗炎效果更强,且不良反应少。

(3)驱寄生虫治疗

1)驱螨虫治疗:茶树油具有强大的抑杀蠕形螨活性作用,使用茶树油湿巾或茶树油眼膏擦洗睑缘,每次 8~10 个来回,每天 2 次。可与甲硝唑眼用凝胶或眼膏联合使用,两种药物间隔 15 分钟。茶树油眼贴每日贴敷 2 次,维持 2~3 个月。目前还有秋葵、4-松油醇等较新的眼局部驱螨治疗方法。

2)阴虱治疗:剪除睫毛,去除虫体和虫卵,睑缘涂抹左氧氟沙星眼膏或妥布霉素地塞米松眼膏,将衣物、床单用沸水烫洗或消毒,避免接触流浪猫狗,至皮肤科行相关检查,与患者密切接触的其他人也需一同检查。

(4)全身药物治疗

1)四环素类药物:四环素可以降低表皮葡萄球菌和金黄色葡萄球菌的脂肪酶产物,但需注意,其禁用于妊娠及哺乳期妇女和 8 岁以下儿童,严重肝肾功能损害者慎用。通常口服四环素 250mg,每天 4 次,持续 3~4 周后减为 250mg,每天 2 次,再减至每天 1 次。

2)阿奇霉素:主要通过抑制细菌蛋白质合成来发挥抗菌活性,不仅有抗菌作用,还有抗炎作用及促进睑酯合成。阿奇霉素广谱抗菌且半衰期长,有很长的生物利用度。通常口服阿奇霉素 500mg,每天 1 次,共 3 天,然后停药 7 天,10 天为一个治疗周期,一般需 3 个周期。使用过程中需监测肝肾功能,若患者不能耐受或出现严重肝肾功能损害需停止用药。

3)ω-3 脂肪酸:亚麻油中含 ω-3 必需脂肪酸,可改善睑板腺分泌物的质量,进而改善泪膜破裂时间,并具有抗炎作用[11]。

（5）手术治疗

1）睑板腺探通术:可使腺管恢复通畅,促进睑酯排出。但治疗效果持续时间短,且为侵入性操作,不宜反复多次进行。

2）眼睑皮肤松弛、睑缘畸形、睑内翻、睑外翻等患者需行相应手术治疗。

2. 睑缘炎相关 CED 的治疗

（1）药物治疗

1）轻度睑缘炎相关 CED 的治疗

a. 局部使用不含防腐剂的人工泪液[12],如玻璃酸钠滴眼液、羧甲基纤维素钠滴眼液和聚乙烯醇滴眼液等,每天 3~4 次。

b. 非甾体抗炎药或低浓度糖皮质激素滴眼液,待病变减轻后逐渐减量或停药。如 0.1% 普拉洛芬、0.02% 氟米龙或 0.1% 氟米龙滴眼液,每天 1~3 次,共 1~2 周。

c. 如 0.3% 玻璃酸钠、小牛血去蛋白提取物眼用凝胶,如角膜迁延不愈可用 20%~40% 自体血清,每天 4 次。

2）中、重度睑缘炎相关 CED 的治疗

a. 局部使用糖皮质激素滴眼液和眼膏,如 0.1% 氟米龙、0.5% 氯替泼诺、1% 醋酸泼尼松龙或 0.1% 妥布霉素地塞米松滴眼液,每天 3~4 次,待角膜愈合后,逐渐减量至每天 1 次,维持 2~4 周。激素停用后可用非甾体抗炎药维持治疗,每天 1~2 次。

b. 同时联合使用促进角膜修复类药物。如 0.3% 玻璃酸钠、小牛血去蛋白提取物眼用凝胶,如角膜迁延不愈可用 20%~40% 自体血清,每天 4 次。

c. 如效果不佳或眼压升高者,可选用环孢素或他克莫司滴眼液,激素减量或停药后用非甾体抗炎药维持治疗。如 0.05% 环孢素、0.1% 他克莫司滴眼液,每天 2~3 次,待炎症控制后逐渐减量,维持至少 3 个月。

3）全身药物治疗:局部治疗效果不佳者需联合全身药物治疗。可选用四环素,每次 250mg,每天 4 次,持续 3~4 周,待症状好转后减为每次 250mg,每天 2 次,后减为每天 1 次。对于不能服用四环素者,可口服多西环素或米诺环素,每次 100mg,每天 2 次,持续 2~4 周,待症状好转后减为每次 50mg,每天 1 次,共 2~3 个月。

（2）手术治疗

1）对于将发生的或直径小于 3mm 的角膜穿孔,应用组织黏合剂可以阻止角膜基质融解。

2）对于持续性角膜上皮缺损或面积较小的溃疡可行羊膜移植术。不累及中央区的角膜微穿孔可以采用羊膜填塞术或结膜瓣遮盖术。

3）对于累及中央区且面积较大的角膜溃疡或穿孔,可行角膜移植术。

四、典型病例分析

（一）病例 1:睑缘炎相关 CED

主诉及病史:患者女性,43 岁,双眼反复眼红、畏光、流泪 3 年,当地医院诊断为"病毒性角膜炎",治疗无好转,遂来我院。

眼部查体:VOD 0.1,视力无法矫正,右眼睑缘充血、毛细血管扩张、睑板腺口阻塞,结膜充血,角膜中央及下方基质浸润,下方大量新生血管长入,角膜荧光素染色阳性,点片状着色。

诊断：根据患者 3 年眼部不适病史，睑缘有典型的病理改变，睑裂区角膜有浸润灶，且抗病毒治疗无效，诊断为①双眼睑缘炎相关角结膜病变；②双眼睑缘炎。

处理：眼部热敷，每晚 1 次；妥布霉素地塞米松眼膏涂睑缘，每晚 1 次（半个月后改为左氧氟沙星眼用凝胶）；醋酸泼尼松龙滴眼液，每天 3 次，逐渐减量；普拉洛芬滴眼液，每天 4 次；小牛血去蛋白提取物眼用凝胶，每天 4 次；玻璃酸钠滴眼液，每天 4 次。

疗效及随访：患者角膜缘内新生血管明显消退，角膜上皮愈合，但在角膜基质层遗留片状混浊（图 10-0-8，图 10-0-9）。

病例要点分析：①睑缘炎相关 CED 与病毒性角膜炎在病史、临床表现上均有相似之处，容易混淆，病毒性角膜炎多单眼发病，常有角膜知觉减退，而该病例双眼发病，睑缘有病理改变，且抗病毒治疗无效，临床上需注意甄别，避免误诊。②该病例为重度睑缘炎相关 CED，早期需使用强效激素控制炎症，同时给予促角膜修复治疗，联合物理治疗。

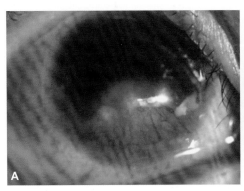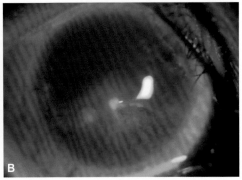

图 10-0-8　睑缘炎相关 CED 治疗前
A. 角膜下方大量新生血管长入，且在进展头端有基质浸润灶；B. 角膜荧光素染色阳性，点片状着色。

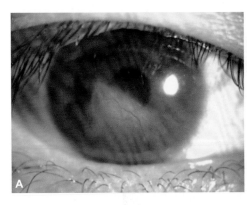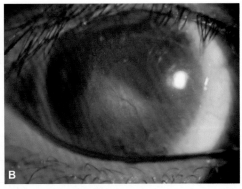

图 10-0-9　睑缘炎相关 CED 治疗后
A. 角膜上皮完整，薄翳形成，新生血管部分消退；B. 角膜荧光素染色阴性。

（二）病例 2：蠕形螨睑缘炎相关 CED

主诉及病史：患者女性，56 岁，双眼反复红、痒、畏光、异物感 7 年。曾在当地医院诊断为"睑缘炎，角膜炎"，予以对症治疗，效果欠佳，并逐渐加重，遂来我院。

眼部查体：VOS 0.4，视力无法矫正，左眼睫毛根部鳞屑附着，睫毛黏结、脱失，睑缘充血，睑板腺开口阻塞,结膜充血,角膜下方上皮小片缺损、基质浸润,新生血管长入,角膜荧光素染色阳性,呈片状着色。

诊断:根据患者长达 7 年眼部不适病史,症状反复,睑缘有典型临床表现,且累及角膜基质,诊断为①双眼睑缘炎相关角结膜病变;②双眼蠕形螨睑缘炎。

处理:茶树精油眼贴,每天 2 次,持续 3 个月以上;妥布霉素地塞米松眼膏涂睑缘,每晚 1 次(炎症控制即停药);小牛血去蛋白提取物眼用凝胶,每天 4 次;玻璃酸钠滴眼液,每天 4 次;同时结合眼部热敷、睑板腺按摩、强脉冲光物理治疗。

疗效及随访:患者睑缘和眼表炎症明显好转,睑缘蠕形螨感染数量明显减少,角膜新生血管消退,角膜基质遗留片状混浊(图 10-0-10,图 10-0-11)。

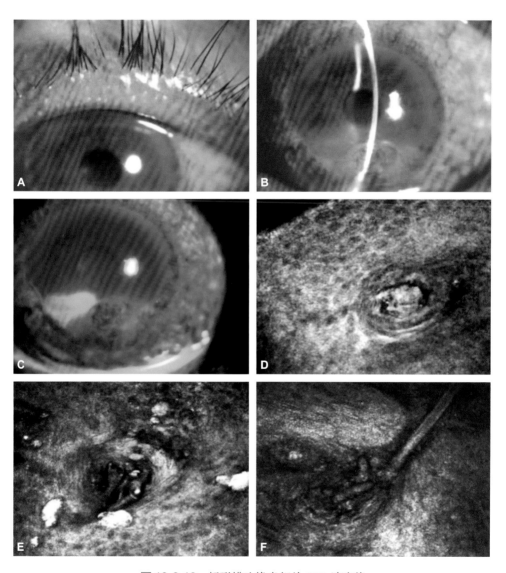

图 10-0-10　蠕形螨睑缘炎相关 CED 治疗前

A.睫毛根部鳞屑,睫毛黏结、脱失,睑缘充血,睑板腺开口阻塞;B.结膜充血,角膜下方上皮小片缺损、基质浸润,新生血管长入;C.角膜荧光素染色阳性,呈片状着色;D.活体角膜激光共聚焦显微镜下见睑板腺开口阻塞;E.睑板腺开口处蠕形螨聚集;F.睫毛根部毛囊扩张,其内蠕形螨聚集。

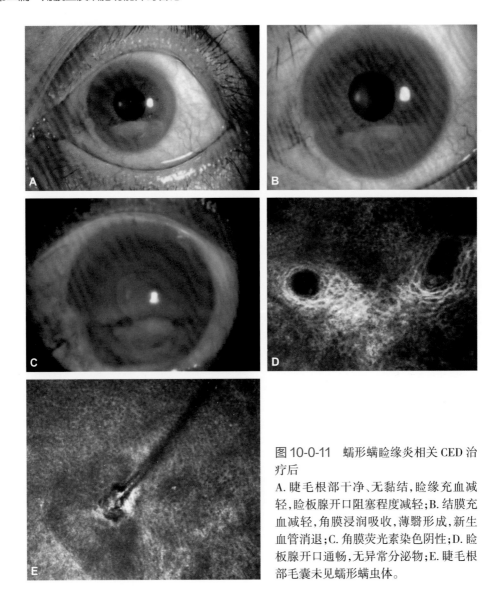

图 10-0-11　蠕形螨睑缘炎相关 CED 治疗后

A.睫毛根部干净、无黏结,睑缘充血减轻,睑板腺开口阻塞程度减轻;B.结膜充血减轻,角膜浸润吸收,薄翳形成,新生血管消退;C.角膜荧光素染色阴性;D.睑板腺开口通畅,无异常分泌物;E.睫毛根部毛囊未见蠕形螨虫体。

病例要点分析:①该病例由蠕形螨感染引起睑缘炎,进而引起 CED,在诊疗过程中需找准病因、正确诊断,再针对病因进行治疗。②针对蠕形螨感染,该病例需行驱螨治疗,同时予抗炎、促角膜修复,联合物理治疗,驱螨治疗周期长,需嘱患者注意随诊。

❀❀ 要点总结 ❀❀

1. 睑缘炎相关 CED 可能病因包括微生物感染、过敏反应、结膜炎、酒渣鼻、脂溢性皮炎等。

2. 主要发病机制包括免疫反应、异常脂质产物刺激,以及炎症因子的作用等。

3. 以临床诊断为主,诊断依据包括病史、睑缘和角膜的特征性体征。

4. 治疗包括睑缘炎的治疗和角膜上皮细胞功能障碍的治疗。

（彭　霞　陈　婷）

参考文献

1. ISMAIL A S,TAHARIN R,EMBONG Z. Topical cyclosporin as an alternative treatment for vision threatening blepharokeratoconjunctivitis:A case report. Int Med Case Rep J,2012,5:33-37.

2. Tetz M R,Klein U,Völcker H E. Staphylococcus-associated blepharokeratoconjunctivitis. Clinical findings, pathogenesis and therapy. Ophthalmologe,1997,94(3):186-190.

3. BRON A J,TIFFANY J M. The contribution of meibomian disease to dry eye. Ocul Surf,2004,2(2):149-165.

4. 孙旭光.睑缘炎与睑板腺功能障碍.北京:人民卫生出版社,2015.

5. VISWALINGAM M,RAUZ S,MORLET N,et al. Blepharokeratoconjunctivitis in children:Diagnosis and treatment. Br J Ophthalmol,2005,89(4):400-403.

6. 阮芳,接英.MGD 的治疗进展. 中华眼科杂志,2019,55(6):465-468.

7. SCHÖFER H,SIMONSEN L. Fusidic acid in dermatology:An updated review. Eur J Dermatol,2010,20(1):6-15.

8. COMSTOCK T L,DECORY H H. Loteprednol etabonate 0.5%/Tobramycin 0.3% compared with dexamethasone 0.1%/tobramycin 0.3% for the treatment of blepharitis. Ocul Immunol Inflamm,2017,25(2):267-274.

9. PERRY H D,DOSHI-CARNEVALE S,DONNENFELD E D,et al. Efficacy of commercially available topical cyclosporine A 0.05% in the treatment of meibomian gland dysfunction. Cornea,2006,25(2):171-175.

10. SU M Y,PERRY H D,BARSAM A,et al. The effect of decreasing the dosage of cyclosporine A 0.05% on dry eye disease after 1 year of twice-daily therapy. Cornea,2011,30(10):1098-1104.

11. HAMADA S,KHAN I,DENNISTON A K,et al. Childhood blepharokeratoconjunctivitis:Characterising a severe phenotype in white adolescents. Br J Ophthalmol,2012,96(7):949-955.

12. BIELORY B P,O'BRIEN T P,BIELORY L. Management of seasonal allergic conjunctivitis:guide to therapy. Acta Ophthalmol,2012,90(5):399-407.

第十一章　系统性疾病相关角膜上皮细胞功能障碍

CED可由一些全身系统性疾病引起,如糖尿病、干燥综合征(Sjögren syndrome,SS)、类风湿性关节炎(rheumatoid arthritis,RA)、移植物抗宿主病(graft versus host disease,GVHD)、皮肤病(如鱼鳞病、银屑病)等。这些系统性疾病相关CED在临床诊断和治疗中,务必有整体观念,充分认识眼部与全身疾病之间的关系,从而提高对疾病的诊疗水平。

第一节
糖尿病相关角膜上皮细胞功能障碍

糖尿病可引起很多眼部并发症,高达70%的糖尿病患者会出现糖尿病性角膜上皮改变[1,2]。同时,糖尿病患者也会导致糖尿病肾病、糖尿病足和糖尿病性周围神经病变等并发症。糖尿病性角膜上皮病变可能是最先发生的眼部并发症,在糖尿病早期,糖尿病视网膜病变发生之前。其特征是角膜创面愈合延迟,角膜上皮敏感性降低,角膜溃疡复发。糖尿病性角膜上皮病变的干眼、浅层点状角膜炎、复发性角膜上皮糜烂和持续性上皮缺损的风险增加[3]。

一般认为,糖尿病性角膜上皮病变是周围神经病变的征兆,由于角膜上皮改变与糖尿病性角膜神经病变的表现之间存在关联,可能成为早期糖尿病的一种新的诊断标志物,为早期治疗提供了机会。治疗主要是对症治疗,增加角膜表面润滑,用预防性的抗生素滴眼液防止角膜上皮感染,减少暴露以避免角膜溃疡。

一、病因与发病机制

(一)病因

越来越多的证据表明,糖尿病性角膜上皮病变与高血糖状态有关。很多患者有高血糖病史且血糖控制不理想。

(二)发病机制

高血糖引起的代谢紊乱:长期高血糖会导致糖尿病患者角膜上皮细胞代谢紊乱,影响细胞的正常功能。高血糖会改变角膜上皮细胞内的葡萄糖代谢和酸碱平衡,导致细胞能量供应不足,影响细胞功能和修复能力。角膜神经丛异常与糖尿病炎症状态有关[4]。糖尿病性角膜神经病变是慢性高血糖引起的三叉神经损伤,导致角膜神经支配减少或丧失,神经受损会影响角膜上皮细胞的正常功能[3]。持续的高血糖会触发各种细胞因子、趋化因子和细胞黏附分子的表达。细胞因子、趋化因子和其他促炎蛋白和促凋亡基因的过度表达是发生糖尿病相关 CED 的关键因素[5]。糖尿病可以导致微血管病变和血液供应不足,影响角膜上皮细胞的血液供应和养分供应,这可能导致细胞功能障碍和修复能力减弱[6]。这些发病机制最终导致角膜上皮伤口愈合缺陷,基底膜下神经异常及 CED。

糖尿病相关角膜上皮细胞障碍的影响因素包括:①结构和功能异常,上皮细胞基底膜的细胞密度降低,厚度增加,半桥粒密度减低,锚原纤维的穿透力降低,上皮细胞功能减弱;②酶调节异常,多元醇代谢增强,角膜上皮细胞和内皮细胞内多元醇积聚增多,蛋白成分的非酶糖基化增加,糖基化终末产物沉积于糖尿病患者角膜上皮基底膜,造成角膜上皮细胞基底膜的增厚及锚原纤维减少等,角膜上皮细胞移行能力减弱;③神经调节异常,角膜知觉减退,角膜神经纤维束数量减少、密度降低,神经源生长因子缺乏[7]。

二、诊断与鉴别诊断

(一) 诊断标准

1. 病史　患者通常有糖尿病病史,部分患者可合并糖尿病肾病、糖尿病性周围神经病变、糖尿病足、糖尿病视网膜病变、糖尿病性动眼神经麻痹等病史。

2. 症状　全身症状包括多饮、多食、多尿、消瘦、泡沫尿、四肢麻木感(袜套样改变)、瘙痒感、针刺感,甚至感觉丧失等;眼部症状包括畏光、异物感、流泪、发红、刺激和轻度视力下降,合并动眼神经麻痹者可出现眼球运动障碍、上睑下垂、视物重影。累及角膜神经者角膜敏感性降低。一些糖尿病性角膜神经病变患者通常没有症状,这可能是由于角膜的神经支配减少所致。

3. 体征　全身体征包括四肢浅反射或深反射异常、肌力减弱、下肢皮肤干燥无汗、颜色改变、足部溃疡等;眼部体征包括角膜水肿、角膜上皮脱落缺损(图 11-1-1)、角膜上皮易碎性(角膜上皮在很小的压力或牵引力下剥落,从而留下角膜上皮缺陷)、上皮伤口愈合延迟、复发性角膜上皮糜烂、角膜溃疡、继发角膜感染和角膜神经病变等。

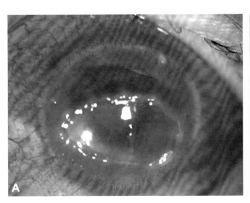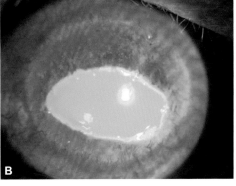

图 11-1-1　糖尿病相关 CED

A.眼前节照相显示患者角膜水肿,角膜中央区偏下方大片上皮缺损,角膜溃疡创面较干净,病灶边界清楚;B.角膜中下方上皮缺损区荧光素染色大片着色。

4. 辅助检查

（1）活体角膜激光共聚焦显微镜检查在细胞层面可见上皮细胞肿胀、变性甚至缺失，大量朗格汉斯细胞活化成树突状细胞，可伴炎症细胞浸润，神经纤维束的数量减少，角膜神经纤维密度降低，基质细胞肿胀，可见高反光物质，内皮细胞肿胀、形态不清等表现。

（2）微生物检查：角膜刮片、微生物培养及病理检查排除细菌、真菌、棘阿米巴等其他感染。

（3）血糖检测：空腹血葡萄糖浓度≥7mmol/L 或者口服葡萄糖耐量试验时 2 小时血葡萄糖浓度≥11.1mmol/L。

（4）电生理检查：部分患者可出现神经传导异常，表现为感觉神经动作电位波幅降低，传导速度减慢，复合肌肉动作电位波幅降低及传导速度减慢等。

（二）鉴别诊断

大疱性角膜病变　是由于内皮细胞功能异常或破坏导致的角膜上皮或角膜上皮下形成水疱的状态，多单眼发病，临床表现为疼痛、畏光、流泪等刺激症状，角膜内皮计数明显减少。患者可无糖尿病史，多具有眼部手术、外伤、长期高眼压或 Fuchs 内皮营养不良病史。

三、治疗

（一）治疗原则

1. 稳定血糖，营养神经，控制并发症进展。

2. 预防感染，促进角膜上皮损伤修复。

（二）治疗方案

1. 全身治疗

（1）积极控制血糖：内科门诊定期复诊，通过口服药物或注射胰岛素等方式，维持稳定的血糖水平，减少高血糖对角膜上皮细胞的损伤。

（2）口服维生素 C 增强抵抗力，口服维生素 B、甲钴胺片、腺苷钴胺片营养神经。

（3）调整生活方式：控制饮食、体育锻炼和体重管理等，有助于改善血糖水平。

2. 眼局部药物治疗

（1）推荐无防腐剂的人工泪液：可稳定泪膜，保护角膜上皮。推荐玻璃酸钠滴眼液，每天 4~6 次。

（2）促进角膜上皮损伤修复类药物：25%~50% 自体血清，轻度患者每天 4~6 次，中度患者可加至每 2 小时 1 次，重度患者可加至每小时 1 次，夜间不使用。小牛血去蛋白提取物眼用凝胶，轻中度患者每天 4 次，重度患者更推荐使用 25%~50% 自体血清。重组人表皮生长因子或重组牛碱性成纤维细胞生长因子滴眼液，每天 4 次，不建议长期使用，易促进角膜新生血管形成。

3. 非药物治疗

（1）双眼或单眼包扎：对于片状角膜上皮缺损合并角膜知觉减退者，推荐使用小牛血去蛋白提取物眼用凝胶联合抗生素眼膏连续双眼包扎 3 天，密切观察病情变化，如治疗有效进一步支持诊断，后期视病情可改单眼包扎。

（2）角膜绷带镜：不配合包眼患者可佩戴角膜绷带镜，绷带镜连续佩戴不超过 3 周，使用期间需嘱患者勿揉眼，勿挤眼，预防性使用局部抗生素，避免感染，减少眼用凝胶类药物使用，避免绷带镜表面蛋白沉积。

4. 手术治疗　如病情进展呈角膜溃疡,保守治疗无效时应积极采取手术治疗。手术包括羊膜移植术、结膜瓣遮盖术、睑裂缝合术、角膜移植术。

四、典型病例分析

主诉及病史:患者男性,53 岁,因"左眼眼红、视力下降 1 个月"就诊。患者 1 个月前开始出现左眼眼红,视力逐渐下降,但疼痛不明显,当地医院诊断为"左眼病毒性角膜炎",予以抗病毒滴眼液未见好转,遂来我院就诊。患者既往有 10 年糖尿病病史,血糖控制不佳。

眼部查体:视力,右眼 0.9,左眼 0.1;非接触式眼压,右眼 17mmHg,左眼 19mmHg。右眼角膜清,前房深浅可,瞳孔对光反射可,晶状体混浊;左眼结膜充血,中央角膜上皮片状缺损,创面较干净,边界较清楚,前房窥不清,荧光素染色阳性,角膜知觉试验显示角膜知觉明显减退。

诊断:根据患者有 10 年糖尿病病史,且血糖控制不佳,角膜呈片状上皮缺损,且边界清楚,创面较干净,角膜知觉明显减退,因此考虑诊断为"左眼糖尿病相关 CED"。

处理:停用抗病毒滴眼液,予以羊膜移植手术 1 次,并且加用重组牛碱性成纤维细胞生长因子滴眼液和小牛血去蛋白提取物眼用凝胶促进角膜上皮修复。

疗效及随访:治疗 10 天后复查,左眼羊膜融解,视力 0.5,角膜透明,前房深浅可,晶状体透明(图 11-1-2)。

病例要点分析:根据患者有 10 年糖尿病病史,且血糖控制不佳,角膜呈片状上皮缺损,且边界清楚,创面较干净,角膜知觉明显减退,因此考虑诊断为"左眼糖尿病相关 CED"。在控制好血糖的情况下,术后 10 天,羊膜融解,角膜上皮愈合。该病例发生持续性 CED 的原因主要是由血糖控制不佳的糖尿病引起的糖尿病性角膜上皮病变,且可能伴有糖尿病性角膜神经病变导致的神经营养性角膜病变,从而出现经久不愈的 CED。在治疗上应注意控制好血糖非常关键,加强促进角膜上皮修复的治疗,促进神经损伤修复的全身及局部治疗药物也可选用。但药物治疗效果欠佳时应积极采取手术治疗。

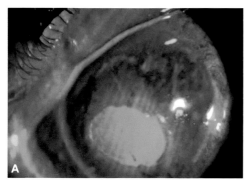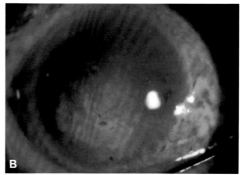

图 11-1-2　糖尿病相关 CED

A.治疗前,角膜荧光素染色显示角膜上皮片状脱落着色,边界清楚,创面较干净;B.治疗 10 天后,显示角膜溃疡愈合,荧光素染色提示角膜上皮粗糙。

第二节
干燥综合征相关角膜上皮细胞功能障碍

干燥综合症（Sjögren's syndrome，SS）是一种影响外分泌腺（唾液腺和泪腺）的自体免疫性疾病，可使皮肤和眼睛的黏膜表面变得干燥。其临床表现极为多变，可表现为器官特异性自身免疫性疾病、全身性自身免疫性疾病和淋巴增生性疾病[8]。干燥综合征分为原发性和继发性两类，前者指单独存在，不伴有其他诊断明确的结缔组织病。后者是指继发于类风湿性关节炎、系统性红斑狼疮、多发性肌炎等其他自身免疫病者。

一、病因与发病机制

（一）病因

干燥综合征的病因主要有自身免疫功能紊乱，包括 B 淋巴细胞功能亢进，抑制性 T 淋巴细胞减少，细胞免疫异常。另外与遗传背景、内分泌因素及病毒感染亦相关，故其导致的 CED 的病因也与这些因素相关[9]。

（二）发病机制

目前认为，遗传、环境和免疫因素可能在 SS 的发病中起到一定的作用[10]。有研究表明，SS 在某些家族中有聚集现象，因此遗传因素可能参与其中。SS 患者的免疫系统存在异常，可能导致免疫细胞攻击体内的腺体组织，特别是涉及唾液腺和泪腺的免疫反应异常[11]。另外，环境中某些病毒感染、药物暴露和化学物质暴露等环境因素可能诱发或加重干燥综合征的症状[12]。SS 导致的 CED 机制主要是泪腺分泌功能降低，泪液渗透压增高、炎症因子损伤，以及泪膜不稳定。

二、临床特点、诊断与鉴别诊断

（一）临床特点

SS 多隐匿起病，临床表现轻重不一。部分患者仅有口干、眼干的局部症状，就诊于口腔科、眼科，而部分患者则以重要脏器损害为首发症状。80% 以上的患者会出现干燥、疲乏和疼痛等表现。SS 患者在临床上一般会有口干、关节疼痛、乏力等全身症状，一般女性多于男性，特别是绝经后女性。

（二）诊断与鉴别诊断

1. 原发性干燥综合征

（1）病史：患者可能有长期眼干、口干、关节疼痛、乏力等症状。女性患者比男性患者更常见。

（2）症状：眼部症状包括眼干、异物感、疼痛和视力模糊等。口腔症状包括口干、龋齿多发（图 11-2-1）、牙齿破损呈片状脱落、口腔糜烂、唇裂和咽喉干燥。全身症状有关节肿痛等。

（3）体征：角膜点状着色、角膜上皮脱落缺损（图 11-2-2），可能发现口腔黏膜干燥、眼睑边缘结膜炎、唾液腺肿大、关节红肿等。

（4）辅助检查：活体角膜激光共聚焦显微镜检查在细胞层面可见角膜上皮细胞肿胀甚至缺失（图 11-2-3），可伴炎症细胞浸润、角膜神经纤维密度降低等表现。

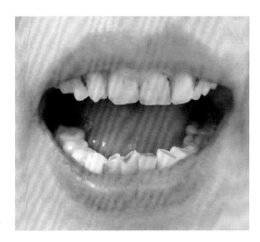

图 11-2-1 SS 患者口腔多发龋齿

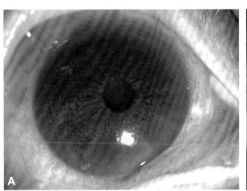
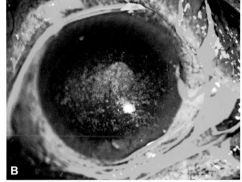

图 11-2-2 SS 相关 CED
A. 融合成片的角膜上皮损伤;B. 角膜荧光素染色显示融合成片的角膜上皮点染。

图 11-2-3 SS 患者活体角膜激光共聚焦显微
镜下角膜上皮病变
角膜上皮细胞肿胀变形,甚至缺失。

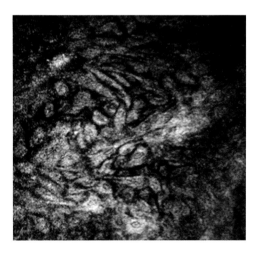

(5)实验室检查:包括唾液分泌量测定(唾液流率检测)、泪液分泌量测定(Schirmer Ⅰ实验)、自身抗体检测(如抗核抗体、抗 SSA 和抗 SSB 抗体)等(表 11-2-1)。

表 11-2-1　实验室检查方法

实验室检查方法	异常指标
唾液分泌速度	唾液分泌速度 <15mL/min
泪液分泌量测定	Schirmer Ⅰ试验中被湿润的滤纸长度在 5 分钟内小于 10mm
自身抗体检测	血清中抗核抗体、抗 SSA 和抗 SSB 抗体为阳性

2. 继发性干燥综合征

（1）病史：在原发性干燥综合征的基础上，患者有一种结缔组织病病史，如系统性红斑狼疮、系统性硬化病和多发性肌炎等。

（2）症状：眼部症状包括眼干、异物感、疼痛和视力模糊等。口腔症状包括口干、龋齿多发、牙齿破损呈片状脱落、口腔糜烂、唇和咽喉干燥等。同时具有结缔组织病的症状，如蝴蝶样红斑、关节炎或关节痛、雷诺现象和肌无力等。

（3）体征：角膜点状着色、角膜上皮脱落缺损，可能发现口腔黏膜干燥、眼睑边缘结膜炎、唾液腺肿大等。

（4）辅助检查：活体角膜激光共聚焦显微镜检查在细胞层面可见上皮细胞肿胀甚至缺失，可伴炎症细胞浸润、角膜神经纤维密度降低等表现。

（5）实验室检查：在原发性干燥综合征的诊断标准基础上（表 11-2-2）有以下指标之一，肌酸激酶（多发性肌炎）、特异性抗体（系统性硬化病）Scl-70 抗体或抗着丝点蛋白抗体阳性、抗 ANA 抗体阳性（系统性红斑狼疮）等。

表 11-2-2　SS 的诊断标准[13]

症状及体征	具体项目	具体分类	
Ⅰ. 口腔症状（3 项中有 1 项或 1 项以上）	1. 每日感口干持续 3 个月以上； 2. 成年后腮腺反复或持续肿大； 3. 吞咽干性食物时需用水帮助	原发性干燥综合征：在无任何潜在疾病的情况下，有下述 2 条则可诊断 a. 符合 4 条或 4 条以上，但必须有条目Ⅳ（组织学检查）和/或条目Ⅵ（自身抗体）； b. 条目Ⅲ、Ⅳ、Ⅴ、Ⅵ中任 3 条阳性	继发性干燥综合征：患者有潜在的疾病（如任一结缔组织病），而符合Ⅰ和Ⅱ中任 1 条。同时符合条目Ⅲ、Ⅳ、Ⅴ中任 2 条
Ⅱ. 眼部症状（3 项中有 1 项或 1 项以上）	1. 每日感到不能忍受的眼干，持续 3 个月以上； 2. 有反复砂子进眼或砂磨感觉； 3. 每日需用人工泪液 3 次或 3 次以上		
Ⅲ. 眼部体征（任 1 项或 1 项以上阳性）	1. Schirmer Ⅰ试验（+）（<10mm/5min）； 2. 角膜染色（+）（≥4 van Bijstervel 计分法）		
Ⅳ. 组织学检查	下唇腺病理示淋巴细胞灶≥1（指 4mm² 组织内至少有 50 个淋巴细胞集于唇腺间质者为一灶）		
Ⅴ. 唾液腺受损	1. 唾液流率（+）（1.5mL/15min）； 2. 腮腺造影（+）； 3. 唾液腺同位素检查（+）		
Ⅵ. 自身抗体	抗 SSA 或抗 SSB 抗体（+）（双扩散法）		

注意必须除外：头颈面部放疗史，丙型肝炎病毒感染，获得性免疫缺陷综合征，淋巴瘤，结节病，GVHD，抗乙酰胆碱药的应用（如阿托品、莨菪碱、溴丙胺太林、颠茄等）。

三、治疗

（一）治疗原则

1. 全身病情控制为主。

2. 控制眼部炎症、缓解干眼，同时促进角膜上皮损伤修复。

（二）治疗方案

1. 全身治疗　为主要治疗，需风湿免疫科控制全身病情；主要是缓解症状、改善生活质量，并通过控制免疫反应来减轻炎症和器官损害。

2. 局部药物治疗　眼部病情治愈相对困难，主要为缓解症状，需长期治疗。

（1）抗炎治疗：SS所致CED常合并严重的炎症反应，炎症反应程度常与全身病情活动相关，推荐局部糖皮质激素治疗。眼表炎症严重时，可使用妥布霉素地塞米松滴眼液或醋酸泼尼松龙滴眼液，每天4次治疗，待炎症控制后可改用氟米龙滴眼液或氯替泼洛混悬滴眼液，每天3~4次治疗，或予以局部非甾体抗炎药维持。需注意的是，如角膜融解明显，炎症反应不重时，慎用妥布霉素地塞米松滴眼液或醋酸泼尼松龙滴眼液，首选眼表弱激素治疗。

（2）免疫治疗：局部激素治疗效果欠佳时或考虑到长期使用局部激素副作用，局部用药推荐环孢素滴眼液（每天3次）或他克莫司滴眼液（每天3次）治疗，病情稳定后可减量维持。

（3）促进修复类药物：如果患者出现角膜上皮缺损，可使用小牛血去蛋白提取物眼用凝胶（每天4次）和重组牛碱性成纤维细胞生长因子滴眼液（每天4次），如果患者对前两种药物不敏感，可考虑使用25%自体血清（每天4次）。

（4）人工泪液：推荐使用无防腐剂的人工泪液，根据患者干眼程度，可逐渐增加人工泪液频次，常规频次每天6次，如果患者干眼症状较重可每2~3小时1次。

（5）局部预防感染治疗：不含防腐剂抗生素预防感染。

（三）非药物治疗

1. 角膜绷带镜　如果患者角膜缺损面积较大，可佩戴角膜绷带镜减少外界与角膜上皮的摩擦，促进角膜上皮修复，但需注意绷带镜使用不宜超过3周，要及时更换。

2. 手术治疗

（1）泪道栓塞术：泪道栓塞是采用泪道栓堵塞泪道，可减少自身眼表泪液流失，增加泪液储备，从而延长自身泪液的停留时间，以达到治疗干眼或者减少人工泪液使用频率的问题。

（2）泪点封闭术：是通过灼烧、电凝及结扎的方式使泪点闭锁，从而使眼表泪液增加。

（3）羊膜移植术：对于病变较浅的SS相关CED，也可使用羊膜移植促进角膜上皮愈合。

（4）自体唇腺移植：对于轻度SS患者可采用此方法。

（5）其他手术：包括结膜瓣遮盖术、角膜移植术。

【注意】 SS患者角膜移植术后易出现上皮愈合不良、植片融解。

（四）预防

1. 饮食　注意补水，多吃含水分多的食物和水果。

2. 心情　要注意保持乐观情绪，紧张忧虑情绪会使人免疫力下降。

3. 运动　适量的运动有助于提升免疫力。

四、典型病例分析

主诉及病史：患者女性，44岁，双眼眼干伴异物感1个月余，加重伴视力下降10天就诊。

患者 1 个月前开始出现双眼眼干伴异物感和视力下降,当地医院诊断为"双眼干眼",予以聚乙二醇滴眼液治疗 1 周未见好转并加重而来我院就诊。患者既往口干、关节疼痛 5 年余。

眼部查体:双眼视力,右眼 0.3,左眼 0.5;非接触式眼压,右眼 15mmHg,左眼 17mmHg。右眼结膜充血,中央角膜上皮片状缺损,创面较干净,边界清晰,前房深浅可,余前节窥不清,荧光素染色阳性;左眼角膜透明,前房深浅可,瞳孔对光反射可,晶状体透明。辅助检查:抗 SSA 及 SSB 抗体阳性,下唇腺病理示淋巴细胞灶≥1 个,唾液流率 <1.5mL/15min。

诊断:根据患者辅助检查结果及眼部查体,可诊断为右眼干燥综合征相关 CED。

处理:在控制全身免疫反应的情况下,予以羊膜移植手术 1 次,并加用重组牛碱性成纤维细胞生长因子滴眼液和小牛血去蛋白提取物眼用凝胶促进角膜上皮修复。

疗效及随访:治疗 10 天后复查,羊膜未融解,右眼角膜上皮基本愈合,前房深浅可,晶状体窥不清(图 11-2-4)。

病例要点分析:病例发生持续性 CED 的原因主要是由全身免疫反应控制不佳引起的。在治疗上应该注意控制患者全身免疫反应,加强促进角膜上皮修复治疗。

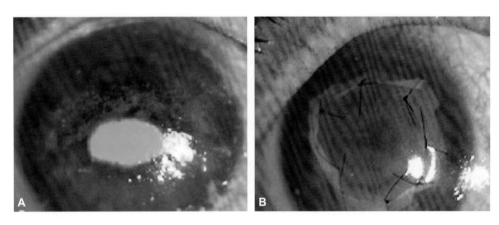

图 11-2-4　干燥综合征相关 CED
A.治疗前,角膜荧光素染色显示角膜中央上皮片状缺失;B.羊膜移植手术治疗 10 天后,角膜上皮缺损基本愈合。

第三节
类风湿性关节炎相关角膜上皮细胞功能障碍

类风湿性关节炎(rheumatoid arthritis,RA)是最常见的慢性炎症性疾病之一,主要累及关节,被认为是一种综合征,也常累及关节外,如皮肤、肺部、血管甚至角膜等部位[14]。

一、病因与发病机制

(一)病因

RA 是一种慢性自身免疫性疾病,其病因与遗传、环境、免疫系统、炎症因子相关。在 RA 患者中,可能存在角膜上皮细胞功能异常[15]。引起 RA 的病因很复杂,迄今为止还没有完全阐明。根据研究显示,RA 的发病是由遗传和环境因素之间复杂的相互作用导致的。部分 RA 患者与遗传因素有关,即具有对 RA 的易感性,换言之,对特定人群的基因检测在一定程度上可预测其罹患 RA 的可能性。但是,单纯携带易感基因并不足以导致 RA 发病,还需要有其他因素的存在,才能触发或诱导 RA 发病,这些因素就是环境因素。目前已知的与 RA 发病相关的外部环境因素有很多,比如细菌或病毒等感染、维生素 D 水平低、不健康的生活方式、内分泌因素、空气污染等,其中细菌感染包括肠道感染和局部炎症[16,17]。

（二）发病机制

在 RA 患者中,成熟的 B 淋巴细胞遇到 RA 相关抗原刺激后分化扩增为寿命短的浆细胞或进入生发中心,产生记忆性自身反应性 B 淋巴细胞和长生存期的浆细胞,进而产生 RA 相关自身抗体。这些自身抗体与相应抗原形成免疫复合物,通过作用于靶细胞表面 Fe 受体或激活补体,进而激活免疫细胞内酪氨酸磷酸化受体途径或 MEK 激酶级联活化,引起抗体或补体介导的吞噬和超敏反应,从而导致组织损伤[14]。

二、临床特点、诊断与鉴别诊断

（一）临床特点

患者一般具有 RA 所涉及的全身临床症状和体征,如手指近端关节对称性受累,出现晨僵、肿胀、疼痛等症状。眼局部以干眼最常见,常可继发干燥综合征,角膜病变多样,可表现为边缘性角膜溃疡、角膜基质炎和角膜融解等,部分患者可合并巩膜炎等其他眼部表现。

（二）诊断依据

1. 病史　患者可能有关节疼痛、肿胀和僵硬等症状,特别是对称性关节受累。也可能存在全身症状,如疲劳、发热和体重下降等。

2. 症状　眼部症状包括眼干、异物感、畏光、流泪、眼红、眼痛、烧灼感等。关节症状,RA 常累及多个关节,特别是手指、手腕、脚踝和膝盖等关节,患者可能出现关节肿胀、压痛、活动受限等。关节外症状常见皮疹、皮肤溃疡等。

3. 体征　关节体征如关节红、肿、热、小关节畸形,典型患者表现为"鹰爪样改变"（图 11-3-1）。关节外体征包括类风湿结节、血管炎皮疹等,往往提示疾病预后不良。眼部体征常见眼红、结膜及角膜点片状着色、角膜上皮缺损、角膜丝状物、角膜边缘溃疡、新生血管长入、角膜融解,严重者可合并巩膜炎（图 11-3-2）。

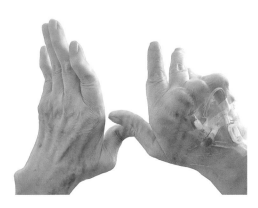

图 11-3-1　RA 导致的小关节变形僵硬,似鹰爪

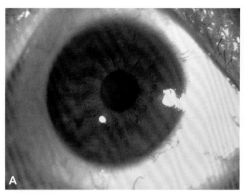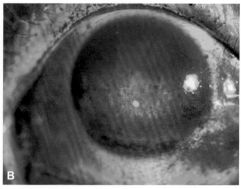

图 11-3-2　RA 相关 CED

A. 眼前节照相显示患者结膜充血,中央角膜上皮粗糙;B. 角膜荧光素染色显示角膜上皮点片状着色。

4. 辅助检查

（1）眼前节 OCT 提示角膜病变的范围及深度。

（2）活体角膜激光共聚焦显微镜检查在细胞层面可见上皮细胞肿胀、变性甚至缺失,大量朗格汉斯细胞活化成树突状细胞,可伴炎症细胞浸润,新生血管长入。

（3）微生物检查排除感染。

（4）实验室检查

a. 血常规检查:一般都有轻度至中度贫血,如伴随缺铁,则可为低色素性小细胞性贫血。

b. 红细胞沉降率(简称血沉):血沉增快表明有炎症活动,可作为疾病活动的指标。如果关节炎症状消失而血沉仍高,表明类风湿性关节炎可能复发,也可见于多种自身免疫性疾病以及一些与免疫有关的慢性感染。

c. 风湿三项:常为类风湿因子及 C 反应蛋白升高。

d. 瓜氨酸相关自身抗体群:包括抗瓜氨酸肽抗体(抗 CCP 抗体)和抗角蛋白抗体（AKA）。

（三）鉴别诊断

原发性干燥综合征:主要鉴别点在于全身症状的鉴别,干燥综合征往往伴有口干、皮肤干燥等症状,一般不伴随关节胀痛和小关节变形。眼部鉴别为原发性干燥综合征以中重度干眼更为常见;而 RA 为角膜溃疡、角膜基质融解和穿孔更为常见。

三、治疗

（一）治疗原则

1. 全身治疗为主　早诊断,早治疗,阻止病情进展,预防器官功能受损。

2. 眼局部阶梯式治疗方案,维持眼表健康和缓解症状。

3. 个体化治疗　需要结合每个患者的疾病特点、并发症、药物疗效、不良反应及经济情况进行治疗。

（二）治疗方案

1. 全身治疗　旨在减轻关节炎症、缓解疼痛和改善生活质量。

2. 局部药物治疗

（1）抗炎治疗：RA 相关 CED 也常合并严重的炎症反应,炎症反应程度常与全身病情活动相关,推荐局部糖皮质激素治疗,炎症重时,使用妥布霉素地塞米松滴眼液/醋酸泼尼松龙滴眼液(每天 4 次),炎症控制后可改用氟米龙滴眼液/氯替泼洛混悬滴眼液(每天 3~4 次)治疗,或予以局部非甾体抗炎药维持。应注意,该病如角膜融解明显,炎症反应不重时,慎用妥布霉素地塞米松滴眼液或醋酸泼尼松龙滴眼液,首选小剂量、低浓度和短效激素眼液治疗。

（2）免疫治疗：局部激素治疗效果欠佳时或考虑到长期使用局部激素副作用,局部推荐环孢素滴眼液(每天 3 次)或他克莫司滴眼液(每天 2 次)治疗,病情稳定后可减量维持。

（3）人工泪液：推荐无防腐剂的人工泪液,推荐玻璃酸钠滴眼液(每天 4~6 次)。

（4）促进修复类药物：25%~50% 自体血清,轻度患者每天 4~6 次,中度患者可加至每 2 小时 1 次,重度患者可加至每小时 1 次,夜间不使用;小牛血去蛋白提取物眼用凝胶,轻中度者每天 4 次,重度者更推荐使用 25%~50% 自体血清;重组人表皮生长因子滴眼液或重组牛碱性成纤维细胞生长因子滴眼液,每天 4 次,不建议长期使用,易促进角膜新生血管形成。

（5）非甾体抗炎药(NSAIDs)、糖皮质激素、病情缓解抗风湿药(DMARDs)和生物制剂(biologics),这些药物可以减轻炎症、改善关节功能和控制免疫反应。

3. 物理治疗 物理治疗包括热敷、冷敷、按摩、理疗和康复训练等,可以缓解关节疼痛、改善关节活动度和肌力。

4. 手术治疗 建议在全身病情稳定的前提下进行。

手术选择基本同 SS 相关 CED,需注意 RA 所致角膜病变双眼可同时或先后发病,非必要时不采用角膜移植术,角膜溃疡穿孔者也可选用板层角膜移植,尽量避免穿透性角膜移植,必要时联合采用结膜瓣遮盖术、羊膜移植术或睑缘缝合术等手术治疗,促进术后角膜上皮不愈合,施行板层角膜边缘移植术或结膜瓣遮盖术后,可发生再融解而致视力丧失。

四、典型病例分析

主诉及病史：患者女性,45 岁,因双眼疼痛、干涩、异物感 3 个月,同时全身伴有指关节胀痛,无口干等症状就诊。患者 3 个月前开始出现双眼疼痛、干涩及异物感,当地医院诊断为"双眼干眼",给予 0.05% 环孢素滴眼液治疗,有好转,但停药后易复发,近期症状加重而来我院就诊。患者既往无特殊。

眼部查体：视力,右眼 0.2,左眼 0.1;非接触式眼压,右眼 17mmHg,左眼 16mmHg。右眼结膜充血,中央角膜上皮可见点染,前房深浅可,晶状体透明;左眼角膜透明,前房深浅可,瞳孔对光反射可,晶状体透明。辅助检查：抗 CCP 抗体(+),血沉升高,类风湿因子(+)且升高。

诊断：根据患者全身及眼部查体、辅助检查,可诊断为类风湿性关节炎相关 CED。

处理：全身抗风湿免疫治疗,眼睛局部应用重组牛碱性成纤维细胞生长因子滴眼液、聚乙二醇滴眼液及环孢素滴眼液治疗。

疗效及随访：治疗 1 周后复查,左眼角膜透明,荧光素染色阴性,前房深浅可,晶状体透明(图 11-3-3)。

病例要点分析：该病例发生持续性 CED 的原因主要是类风湿性关节炎导致的全身炎症反应。因为炎症因子打破了眼部泪液稳态,从而引起患者干眼。此类患者需要结合全身症状如小关节僵硬、疼痛和晨僵等与一般的干眼患者进行鉴别诊断,故在治疗过程中,不仅要治疗干眼,全身免疫治疗也是必要的。

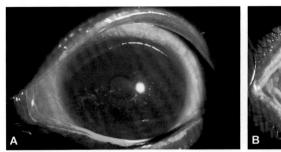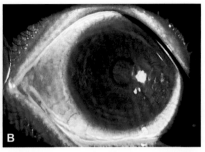

图 11-3-3　RA 相关 CED

A. 治疗前,眼前节照相显示角膜上皮点染融合成片;B. 治疗 7 天后,角膜荧光素染色显示角膜上皮愈合。

第四节
移植物抗宿主病相关角膜上皮细胞功能障碍

移植物抗宿主病(graft versus host disease,GVHD)是一类由供体移植物免疫细胞攻击宿主组织引起的疾病。虽然 GVHD 通常与骨髓或干细胞移植有关,但也可以发生在其他器官移植,包括角膜移植中[18]。GVHD 分为急性和慢性两类,急性 GVHD 和慢性 GVHD 眼部病变并不相同,各阶段有其临床特点。

眼部 GVHD 是描述同种异体移植术后炎症、瘢痕化和睑板腺功能障碍造成眼表和泪腺功能异常疾病的总称。GVHD 相关 CED 是指 GVHD 发病后累及眼表,造成角膜上皮细胞增殖、分化、移行、黏附、连接及屏障功能异常而导致的一系列角膜病变。

一、病因与发病机制

(一) 病因

GVHD 相关 CED 的病因如下:①供体免疫细胞与宿主免疫系统之间不匹配可导致 GVHD。这种不匹配会引发供体免疫细胞攻击宿主角膜上皮细胞,导致其功能障碍。②GVHD 涉及供体 T 淋巴细胞攻击宿主组织的免疫反应。这些 T 淋巴细胞可能通过释放炎性细胞因子和趋化因子来引发 CED。

(二) 发病机制

目前认为 GVHD 的可能发病机制是:①GVHD 导致的慢性炎症能损害角膜上皮细胞功能。②GVHD 患者接受的免疫抑制治疗可能影响角膜上皮细胞的正常功能。③术后感染和药物副作用,可能对角膜上皮细胞产生不利影响,导致其功能障碍[19]。

机体发生 GVHD 需具备三个必要条件:①移植物必须具有免疫活性的淋巴细胞。②宿主必须含有移植物中所没有的组织相容性抗原,因此,宿主对移植物来说是异己的。③宿主必须无力对移植物发动一个有效的免疫攻势。

眼部慢性 GVHD 是一种异基因造血干细胞移植后发生的眼部并发症,主要是由供者 T 淋巴细胞诱发的炎症反应,发病机制尚未完全阐明。眼部慢性 GVHD 的发生机制与 T 淋巴细胞浸润引发的多种免疫损伤相关[20,21]。主要表现为供者 CD4+T 淋巴细胞和活化的 CD8+T

淋巴细胞浸润泪腺,形成促炎环境,巨噬细胞和病理性成纤维细胞募集,造成泪腺损伤和泪腺导管纤维化,泪液分泌减少[22,23]。眼睑炎症和纤维化导致倒睫和睑板腺损伤,使眼表易于暴露[24,25],从而导致结膜上皮杯状细胞丢失和瘢痕样改变[26,27],也可导致角膜上皮损伤、内皮细胞减少和基底膜下神经纤维密度降低[28,29]。淋巴细胞与病理性成纤维细胞也可浸润泪点、泪小管和鼻泪管等结构,造成管腔纤维化与梗阻,出现流泪和继发感染[30,31]。此外,B淋巴细胞可通过产生自身抗体、细胞因子和趋化因子,以及作为调节细胞参与眼部慢性GVHD的免疫过程[32,33]。眼表损伤和免疫细胞浸润会产生多种细胞因子和趋化因子,形成促炎信号刺激眼表,导致眼表损伤反复加重[31]。

二、临床特点、诊断与鉴别诊断

(一)临床特点

患者一般进行过骨髓造血干细胞移植或其他组织器官移植手术,导致发生免疫排斥反应,并且免疫反应或炎症累及角膜。

GVHD分为急性GVHD和慢性GVHD,既往区分急性和慢性GVHD是根据发病时间来区分的,发生在造血干细胞移植后100天内为急性GVHD,而发生在造血干细胞移植后100天外为慢性GVHD。

现主要根据临床症状和病理特征来区分急性和慢性GVHD,急性GVHD主要累及皮肤、胃肠道和肝脏,而慢性GVHD主要累及皮肤、黏膜、肝脏、消化道、血液、肺等,表现形式多种多样,但较急性症状轻。GVHD最常受累部位分别为皮肤(75%)、口腔(51%~63%)、眼(40%~60%)、肝脏(29%~51%)[34]。

1. GVHD的全身表现(图11-4-1~图11-4-3)　皮肤红斑、丘疹、扁平苔藓样病灶、色素沉着或色素脱失;指甲甲板萎缩、纵嵴;口腔红斑、苔藓样病变、溃疡、萎缩、假膜、过度角化或水肿;胃肠道黏膜充血、糜烂或水肿等。GVHD几乎可累及眼部各个结构,其中,眼表是眼部GVHD最常累及的部位。

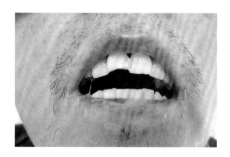

图11-4-1　GVHD患者唇周纤维瘢痕化

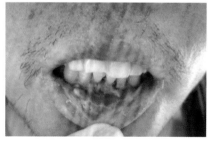

图11-4-2　GVHD患者口腔唇黏膜溃疡

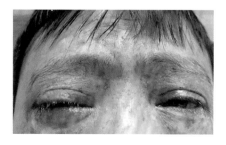

图11-4-3　GVHD患者眼睑皮肤色素沉着及色素脱失

2. GVHD 的眼表表现

（1）急性期：结膜充血、浆液性结膜炎症、假膜性结膜炎、假膜性结膜炎伴角膜上皮损伤。

（2）慢性期：眼表持续炎症、干眼以及纤维化改变（表 11-4-1，表 11-4-2）。

表 11-4-1　GVHD 的病变部位与临床表现

病变部位	临床表现
泪腺	泪腺瘢痕化,泪液分泌量减少
泪道	瘢痕性阻塞
眼睑	睑板腺阻塞、前后睑缘炎、充血、水肿、角化、睑内翻、倒睫等
结膜	充血水肿、浆液性渗出、假膜、结膜瘢痕化、结膜坏死、杯状细胞减少等
巩膜	浅层巩膜炎、后巩膜炎
角膜	点状角膜上皮病变、角膜软化、丝状角膜炎、角膜溃疡、角膜新生血管、角膜穿孔等
前房	浮游细胞
玻璃体	浮游细胞
脉络膜	脉络膜增厚伴浆液性脱离

表 11-4-2　GVHD 眼部病变分级标准[35]

分级	主要症状及体征
GVHD 干眼	
0 级	无干眼症状
1 级	有干眼症状,不影响生活或有结膜炎
2 级	有干眼症状,影响生活,无视力损害
3 级	干眼症状重,影响生活,有视力损害
急性 GVHD 结膜炎	
0 级	无充血
1 级	有充血
2 级	有充血伴浆液性结膜炎
3 级	假膜性结膜炎
4 级	假膜性结膜炎伴上皮损伤
慢性 GVHD 结膜炎	
0 级	无充血
1 级	有充血
2 级	睑结膜纤维血管改变,伴或不伴角膜上皮损伤
3 级	睑结膜纤维血管改变累及 1 个眼表总面积 25%~75%
4 级	睑结膜纤维血管改变累及 1 个眼表总面积 75% 以上,伴或不伴瘢痕性睑内翻

（二）诊断依据

1. 病史　患者接受过移植手术，尤其是干细胞或骨髓移植。询问移植术后的免疫抑制治疗和抗排斥药物使用情况。

2. 症状　眼部症状包括眼痛、眼干涩、视力模糊、光敏感等。

3. 体征　角膜上皮病变，可观察到角膜上皮细胞缺损、溃疡、新生血管和上皮异常结膜化等病理改变。伴有结膜炎者可见结膜充血、水肿和分泌物增多等表现（图 11-4-4）。

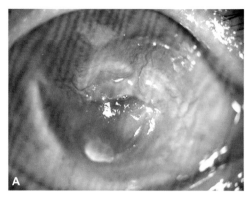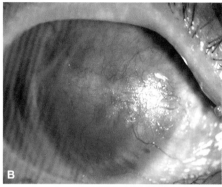

图 11-4-4　GVHD 相关 CED

A. 角膜移植术后 2 个月眼前节照相显示患者部分角膜上皮结膜化，新生血管长入，发生角膜免疫排斥反应；B. 角膜移植术后 4 个月前节照相显示患者全角膜异常鳞状上皮化生，导致严重干眼。

4. 辅助检查

（1）眼前节 OCT 提示角膜病变的范围及深度。

（2）活体角膜激光共聚焦显微镜检查在细胞层面可见上皮细胞肿胀、变性甚至缺失，大量朗格汉斯细胞活化成树突状细胞，可伴炎症细胞浸润。

（3）角膜刮片或角膜活检排除细菌、真菌、棘阿米巴等其他感染。

（4）泪液分析：检测泪液中的炎性介质和角膜上皮细胞标志物的水平，如角膜上皮细胞脱落物（epithelialshedding）和角膜上皮细胞标记物 CK3/CK12 的表达情况。

（三）鉴别诊断

1. 干燥综合征　好发于女性患者，无移植病史。常表现为眼干、口干和关节疼痛。眼部常表现为中重度干眼。血清免疫学检查可发现抗 SSA 和 SSB 抗体滴度增高，可协助诊断（图 11-4-5）。

2. Stevens-Johnson 综合征　是一种累及皮肤和黏膜的急性水疱病变。患者多伴有药物或食物的严重过敏史或病毒感染史。多形性红斑型 Stevens-Johnson 综合征的临床表现多种多样，发病突然，病变常出现在手脚的背侧和前臂、腿、脚掌、足底表面。而毒性表皮坏死溶解型 Stevens-Johnson 综合征的特点是皮肤的受损面积超过 20%，口腔黏膜、唇黏膜、生殖器黏膜和结膜也可受累。还可伴发热、白细胞计数增多、肾功能衰竭、肺栓塞、胃肠道出血、脓毒血症等现象。眼部在早期急性期病变主要为结膜充血、分泌物增多等急性卡他症状；角膜病理改变为角膜上皮缺损、角膜溃疡甚至穿孔。慢性期可表现为睑球粘连、中重度干眼、角膜新生血管和眼表异常鳞状上皮化生（图 11-4-6）。

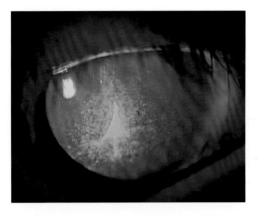

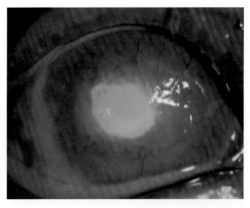

图 11-4-5　干燥综合征角膜病理改变
角膜中央区溃疡形成,周围大量融合成片的点
染和上皮缺损区,表现为重度干眼。

图 11-4-6　Stevens-Johnson 综合征急性期角膜
溃疡伴新生血管长入

三、治疗

(一)治疗原则(表 11-4-3)

1. 减轻眼表炎症反应、局部免疫抑制治疗是关键。
2. 促眼表上皮修复、抑制新生血管形成。
3. 润滑眼表、减少泪液蒸发,治疗干眼、预防感染。
4. 严重者需手术治疗。

表 11-4-3　眼部 GVHD 治疗方法[36]

治疗方法	疾病程度及具体方法
局部点眼	免疫抑制剂:他克莫司滴眼液、环孢素滴眼液 抗炎:局部类固醇滴眼液 促眼表上皮愈合:小牛血去蛋白提取物滴眼液/眼用凝胶、自体血清 改善干眼症状:不含防腐剂的人工泪液
手术治疗	中度角膜上皮损伤:羊膜移植+角膜(巩膜)绷带镜 泪点栓塞:由于患者泪点上皮下纤维化,与非 GVHD 相关的干眼患者相比,GVHD 相关干眼患者的泪点塞保留率更低 泪点封闭:对于反复发生泪点再通或泪点塞脱落的患者,可使用热烧灼法进行永久封闭泪点 重度角膜上皮损伤:角膜缘外环形结膜切除并后退+羊膜移植,溃疡深者可行结膜瓣遮盖+睑缘缝合,不建议角膜移植术
口服药物	中重度:他克莫司、多西环素、环孢素等

(二)治疗方案

与类风湿性关节炎相关 CED 基本相似。

四、典型病例分析

主诉及病史:患者男性,35 岁,骨髓移植术后双眼眼红不适 6 年,加重 1 个月,2011 年患急性白血病 M6 型,之后 2012 年 3 月 20 日在外院行骨髓移植术,3 个月后出现双眼异物感、眼红,伴口腔溃疡、皮肤色素改变;2018 年 1 月双眼症状加重,伴有大量眼分泌物,妥布霉素地塞米松眼膏+他克莫司滴眼液+卡波姆眼用凝胶+玻璃酸钠滴眼液治疗 1 个月无好转。遂收治我科。

　　眼部查体:双眼伴大量分泌物,双眼视力,右眼 0.1,左眼 0.8,右眼结膜充血,中央及周边角膜上皮缺损,角膜上皮水肿,周边伴有新生血管长入。左眼角膜透明,前房深浅可,瞳孔对光反射可,晶状体透明。

　　诊断:根据患者既往病史及眼部查体,可诊断为右眼移植物抗宿主病相关 CED。

　　处理:在控制全身免疫反应的情况下,行角膜缘外环形结膜切除并后退+羊膜移植术,术后佩戴角膜绷带镜。

　　疗效及随访:治疗 1 周后复查,患者右眼角膜缘混浊水肿和新生血管明显减退,角膜上皮缺损基本恢复(图 11-4-7)。

　　病例要点分析:根据患者 6 年前行骨髓移植术,并且眼睛未有外伤,未有真菌、细菌或病毒感染,可考虑诊断为“右眼 CED”,该病例发生 CED 的原因主要是骨髓移植术后免疫排斥反应作用于角膜,在治疗上局部可用他克莫司滴眼液抗免疫炎症反应,全身则需要抑制免疫排斥反应。药物治疗欠佳时可考虑行手术治疗。

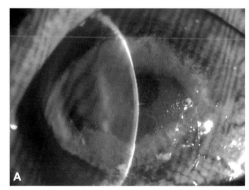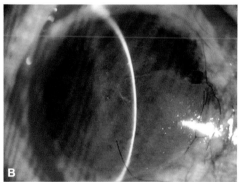

图 11-4-7　GVHD 相关 CED

A. 治疗前显示角膜上皮大片缺失,角膜缘混浊水肿,伴新生血管长入;B. 角膜缘外环形结膜切除并后退+羊膜移植术治疗 7 天后,见角膜缘混浊水肿和新生血管明显减退。

第五节
皮肤病(鱼鳞病)相关角膜上皮细胞功能障碍

　　鱼鳞病是一组以泛发性鳞屑性、红斑性皮肤为特征,并伴有表皮屏障功能破坏的皮肤病的统称[37]。

一、病因与发病机制

(一)病因

鱼鳞病相关角膜营养不良与鱼鳞病的产生密切相关。鱼鳞病可以是后天获得的,也可以是遗传的。获得性形式可由各种潜在因素引起,如恶性肿瘤、自身免疫性疾病、营养障碍或药物治疗等[37]。

(二)发病机制

这些突变通常影响到皮肤细胞的生命周期,特别是角质形成的过程。在正常情况下,新的皮肤细胞会在几周内移行到皮肤表面并代替旧的皮肤细胞,然后旧的细胞会脱落。然而在鱼鳞病中,这个过程被打乱了,新的皮肤细胞过快地产生,而旧的皮肤细胞脱落的速度却相对减慢,这导致了皮肤上的鳞片状角质增厚,从而使眼睑缘鳞状上皮快速增生导致睑板腺萎缩变性,从而引起严重干眼,最终造成角膜上皮营养不良[38]。

二、临床特点、诊断与鉴别诊断

(一)临床特点

患者主要表现为皮肤干燥、脱屑和鱼鳞状的皮损,皮损的颜色从白色、灰褐色到棕色不等。症状可在冬季加重或变得更加明显,在夏季好转。

(二)临床诊断依据

1. 病史 皮肤鱼鳞病史。

2. 症状 眼红、眼痛、畏光、流泪、眼睑痉挛、睑外翻和视力障碍,同时伴有皮肤损伤,表现为淡褐色至深褐色菱形或多角形鳞屑,中央紧贴皮肤,周边呈游离状,皮肤干燥、轻痒(图 11-5-1)。

3. 体征 持续性角膜上皮点状缺失和糜烂、片状缺损甚至溃疡形成,严重者可发生反应性前房积脓甚至角膜穿孔(图 11-5-2)。

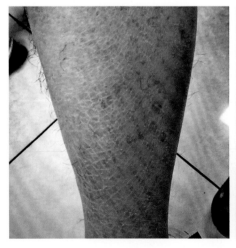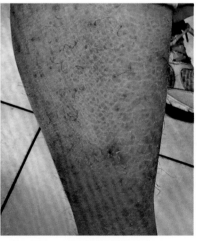

图 11-5-1 鱼鳞病患者皮肤病变

鱼鳞病患者双腿部皮肤所表现的淡褐色至深褐色菱形或多角形鳞屑(图片由首都医科大学附属北京友谊医院眼科尹奕医生提供)。

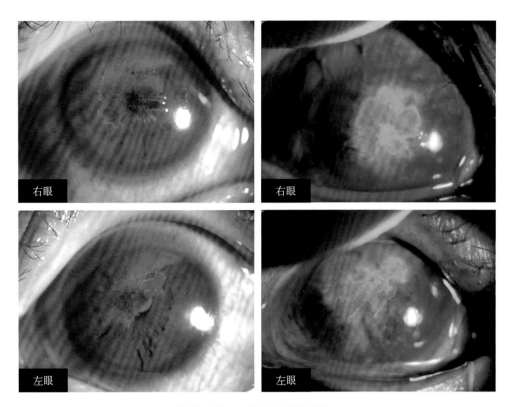

图 11-5-2　鱼鳞病患者眼部病变

与图 11-5-1 所示皮肤改变为同一患者,患者双眼持续性角膜上皮片状缺失和糜烂(图片由首都医科大学附属北京友谊医院眼科尹奕医生提供)。

4. 辅助检查

(1)眼前节 OCT 提示角膜病变的范围及深度。

(2)活体角膜激光共聚焦显微镜检查在细胞层面可见上皮细胞肿胀、变性甚至缺失,大量朗格汉斯细胞活化成树突状细胞,可伴炎症细胞浸润。

(3)基因检测:基因诊断可通过高通量测序、定量 PCR、Sanger 测序、染色体芯片分析等方式进行针对性的遗传检测。

三、治疗

(一)治疗原则

1. 积极改善患者皮肤干燥不适等症状,防止病情进一步发展。

2. 以眼局部治疗为主,促进角膜上皮损伤修复是一线治疗方案。

3. 有全身相关病史者,应联合全身系统性疾病的治疗。

(二)治疗方案

1. 全身治疗　可口服 13-顺维 A 酸。

2. 局部药物治疗

(1)推荐无防腐剂的人工泪液:可稳定泪膜,保护角膜上皮。推荐玻璃酸钠滴眼液,每天 4~6 次。

（2）促进修复类药物：25%~50% 自体血清，轻度患者每天 4~6 次，中度患者可加至每 2 小时 1 次，重度患者可加至每小时 1 次，夜间不使用；小牛血去蛋白提取物眼用凝胶，轻中度者每天 4 次，重度者更推荐使用 25%~50% 自体血清；重组人表皮生长因子滴眼液或重组牛碱性成纤维细胞生长因子滴眼液，每天 4 次，不建议长期使用，易促进角膜新生血管形成。

（3）10%~15% 尿素软膏、30% 鱼肝油软膏等润滑剂外涂四肢躯干病变皮肤。

3. 非药物治疗

（1）双眼或单眼包扎：对于片状角膜上皮缺损合并角膜知觉减退患者推荐使用小牛血去蛋白提取物眼用凝胶联合抗生素眼膏连续双眼包扎 2 天，密切观察病情变化，如治疗有效进一步支持诊断，后期视病情可改单眼包扎。

（2）角膜绷带镜：不配合包眼患者可佩戴角膜绷带镜，绷带镜连续佩戴不超过 3 周，使用期间需嘱患者勿揉眼，勿挤眼，预防性使用局部抗生素，避免感染，减少凝胶类药物使用，避免绷带镜表面蛋白沉积。

（3）有睑板腺功能障碍或干眼患者可行睑板腺按摩及眼部雾化治疗。

4. 手术治疗　如病情进展至角膜溃疡，保守治疗无效时应积极采取手术治疗。手术方法包括羊膜移植术、结膜瓣遮盖术、角膜移植术。

━━━❖ 要点总结 ❖━━━

1. 常见伴有 CED 的全身系统性疾病有糖尿病、干燥综合征、类风湿性关节炎、移植物抗宿主病、皮肤病如鱼鳞病等。

2. 糖尿病相关 CED 通常有糖尿病病史，发病机制与高血糖引起的代谢紊乱相关。病变注意与细菌性角膜炎相鉴别，治疗重点为积极控制血糖，促角膜组织修复和预防感染。

3. 干燥综合征相关 CED 是一种自身免疫性疾病，患者除有眼部不适外，一般有口干、关节疼痛和乏力等全身症状，需与干眼相鉴别，治疗重点为控制免疫反应和缓解眼干症状。

4. 类风湿性关节炎相关 CED 患者一般有类风湿性关节炎典型的全身表现，眼部表现需与干眼和干燥综合征相鉴别，常见角膜溃疡、角膜融解或穿孔。治疗应眼部联合全身系统性治疗。

5. 皮肤病（鱼鳞病）相关 CED 多与遗传相关，眼部病变注意与睑板腺功能障碍相鉴别，治疗重点是促进角膜组织修复。

（董文博　陈 婷　李彦秀）

参考文献

1. MUSSI N，STUARD W L，SANCHES J M，et al. Chronic Hyperglycemia compromises mitochondrial function in corneal epithelial cells：Implications for the diabetic cornea. Cells，2022，11（16）2567-2585.

2. YEUNG A，DWARAKANATHAN S. Diabetic keratopathy. Dis Mon，2021，67（5）：101135.

3. SHIH K C，LAM K S，TONG L. A systematic review on the impact of diabetes mellitus on the ocular surface. Nutr Diabetes，2017，7（3）：e251.

4. GAO N，YAN C，LEE P，et al. Dendritic cell dysfunction and diabetic sensory neuropathy in the cornea. J Clin Invest，2016，126（5）：1998-2011.

5. ZHAO H，HE Y，REN Y R，et al. Corneal alteration and pathogenesis in diabetes mellitus. Int J Ophthalmol，2019，12（12）：1939-1950.

6. LJUBIMOV A V. Diabetic complications in the cornea. Vision Res, 2017, 139: 138-152.

7. MARK J MANNIS, EDWARD J HOLLAND. Cornea. 4th ed. London: Elsevier, 2017.

8. BRITO-ZERON P, BALDINI C, BOOTSMA H, et al. Sjögren syndrome. Nat Rev Dis Primers, 2016, 2: 16047.

9. MAVRAGANI C P, MOUTSOPOULOS H M. Sicca syndrome following immune checkpoint inhibition. Clin Immunol, 2020, 217: 108497.

10. PAIVA D C S, HWANG C S, PITCHER J D 3RD, et al. Age-related T-cell cytokine profile parallels corneal disease severity in Sjogren's syndrome-like keratoconjunctivitis sicca in CD25KO mice. Rheumatology (Oxford), 2010, 49(2): 246-258.

11. EFRAIM Y, CHEN F Y T, STASHKO C, et al. Alterations in corneal biomechanics underlie early stages of autoimmune-mediated dry eye disease. J Autoimmun, 2020, 114: 102500.

12. AKPEK E K, BUNYA V Y, SALDANHA I J. Sjögren's syndrome: More than just dry eye. Cornea, 2019, 38(5): 658-661.

13. ANA-LUISA S, CHRISTIAN T, UWE P, et al. The diagnosis and treatment of Sjögren's syndrome. Deutsches Arzteblatt International, 2017, 114(20): 354-361.

14. SMOLEN J S, ALETAHA D, MCINNES I B. Rheumatoid arthritis. Lancet, 2016, 388(10055): 2023-2038.

15. VILLANI E, GALIMBERTI D, VIOLA F, et al. Corneal involvement in rheumatoid arthritis: An in vivo confocal study. Invest Ophthalmol Vis Sci, 2008, 49(2): 560-564.

16. KLARESKOG L, RONNELID J, SAEVARSDOTTIR S, et al. The importance of differences; On environment and its interactions with genes and immunity in the causation of rheumatoid arthritis. J Intern Med, 2020, 287(5): 514-533.

17. PADYUKOV L. Genetics of rheumatoid arthritis. Semin Immunopathol, 2022, 44(1): 47-62.

18. SINHA S, SINGH R B, DOHLMAN T H, et al. Prevalence of persistent corneal epithelial defects in chronic ocular graft-versus-host disease. Am J Ophthalmol, 2020, 218: 296-303.

19. ZHE T Z, TO H Y, SHIH K C, et al. New developments in the management of persistent corneal epithelial defects. Surv Ophthalmol, 2023, 68(6): 1093-1114.

20. OJI V, TADINI G, AKIYAMA M, et al. Revised nomenclature and classification of inherited ichthyoses: results of the First Ichthyosis Consensus Conference in Soreze 2009. J Am Acad Dermatol, 2010, 63(4): 607-641.

21. CARRENO-GALEANO J T, DOHLMAN T H, KIM S, et al. A review of ocular graft-versus-host disease: pathophysiology, clinical pre-sentation and management. Ocul Immunol Inflamm, 2021, 29(6): 1190-1199.

22. OGAWA Y, KAWAKAMI Y, TSUBOTA K. Cascade of inflammatory, fibrotic processes, and stress-induced senescence in chronic GVHD-related dry eye disease. Int J Mol Sci, 2021, 22(11): 6114.

23. OGAWA Y, KUWANA M, YAMAZAKI K, et al. Periductal area as the primary site for T-cell activation in lacrimal gland chronic graff-versus-host disease. Invest Ophthalmol Vis Sci, 2003, 44(5): 1888-1896.

24. OGAWA Y, YAMAZAKI K, KUWANA M, et al. A significant role of stromal fibroblasts in rapidly progressive dry eye in patients with chronic GVHD. Invest Ophthalmol Vis Sci, 2001, 42(1): 111-119.

25. PEREZ V L, MOUSA H M, SOIFER M, et al. Meibomian gland dys-function: A route of ocular graft-versus-host disease progression that drives a vicious cycle of ocular surface inflammatory dam-age. Am J Ophthalmol, 2023, 247: 42-60.

26. ZHAO W, YANG J, LIAO Y, et al. Comparable meibomian gland changes in patients with and without ocular graft-versus-host disease after hematopoietic stem cell transplantation. Ocul Surf, 2022, 25: 1-7.

27. BYUN Y S, YOO Y S, KANG M J, et al. Marked infiltration of neutro-phils at the upper palpebral conjunctiva in patients with chronic graft-versus-host disease. Ocul Surf, 2019, 17(2): 295-302.

28. KHEIRKHAH A, COCO G, SATITPITAKUL V, et al. Subtarsal fibrosis is associated with ocular surface epitheliopathy in graft-versus-host disease. Am J Ophthalmol, 2018, 189: 102-110.

29. PELLEGRINI M, GIANNACCARE G, BERNABEI F, et al. Longitudinal corneal endothelial cell changes in patients undergoing hematopoi-etic stem cell transplantation. Cornea, 2021, 40(4): 462-466.

30. BONELLI F, LASAGNI V R, MERLO P F, et al. Corneal endothelial cell reduction and increased Neurokinin-1 receptor expression in a graft-versus-host disease preclinical model. Exp Eye Res, 2022, 220: 109128.

31. ROYER D J,ECHEGARAY-MENDEZ J,LIN L,et al. Complement and CD4[+] T cells drive context-specific corneal sensory neuropathy. Elife,2019,8:e48378.

32. KAMOI M,OGAWA Y,DOGRU M,et al. Spontaneous lacrimal punc-tal occlusion associated with ocular chronic graft-versus-host disease. Curr Eye Res,2007,32(10):837-842.

33. CAMPBELL A A,JAKOBIEC F A,RASHID A,et al. Bilateral sequential dacryocystitis in a patient with graft-versus-host disease. Ophthalmic Plast Reconstr Surg,2016,32(4):e89-92.

34. ROBERT Z,BRUCE R B. Acute graft-versus-host disease—biologic process,prevention,and therapy. New England Journal of Medicine,2017,377(22):2167-2179.

35. BLEHA C,WOLLF D,HOLLER B,et.al. Verification of the new grading scale for ocular chronic graft-versus-host disease developed by the German-Austrian-Swiss consensus conference on chronic GVHD. Annals of Hematology,2016,95(3):493-499.

36. HILDEGARD T G,FRANCIS A,ROBERT Z. Extracorporeal photopheresis in acute and chronic steroid-refractory graft-versus-host disease:An evolving treatment landscape. Leukemia,2022,36(11):2558-2566.

37. PATEL N,SPENCER L A,ENGLISH J C,et al. Acquired ichthyosis. J Am Acad Dermatol,2006,55(4):647-656.

38. GUTIERREZ-CERRAJERO C,SPRECHER E,PALLER A S,et al. Ichthyosis. Nat Rev Dis Primers,2023,9(1):2.

第十二章 角膜缘干细胞与角膜上皮细胞功能障碍

角膜上皮细胞来源于角膜缘干细胞（limbal stem cells，LSCs）。LSCs 定位于角膜缘上皮细胞的基底细胞层，通过有丝分裂，一部分实现自我更新而维持干细胞的数量及功能，另一部分通过增殖和定向分化为成熟的角膜上皮细胞。当 LSCs 本身或其所处微环境发生病理改变时，LSCs 结构和功能将会遭受损伤，导致角膜缘干细胞功能障碍（limbal stem cell dysfunction，LSCD）。LSCD 特指因 LSCs 的数量和/或功能下降致角膜上皮稳态无法维持引起的眼表疾病[1]。LSCD 可以表现为持续性角膜上皮缺损、眼表慢性炎症、角膜上皮异常结膜化、新生血管侵入角膜、基底膜破坏和假性胬肉形成。既往的 CED 多指在角膜缘干细胞功能正常的前提下，多种因素导致的角膜上皮细胞功能与完整性被破坏，但不可忽略的是，LSCD 与 CED 息息相关，CED 也可继发于 LSCD，并主要表现为持续性角膜上皮缺损。

一、病因与发病机制

（一）病因

LSCD 主要由角膜缘干细胞的损伤和功能异常所致。其中包括外界因素直接损伤、眼表免疫炎症反应和先天性基因异常。

1. 外界因素直接损伤　LSCD 的主要病因。通常损伤因素会直接累及并破坏角膜缘干细胞，同时也打破了角膜缘干细胞周围微环境的稳态，使其无法正常调控角膜缘干细胞的功能行使。常见的损伤因素有化学烧伤、热烧伤、辐射性损伤、配戴角膜接触镜、累及角膜缘的多次手术、感染性眼表疾病、眼表肿瘤、局部化疗、局部放疗等[1]（图 12-0-1，图 12-0-2）。

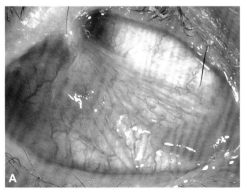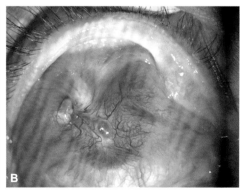

图 12-0-1　眼部烧伤导致的 LSCD
A. 眼部热烧伤；B. 眼部碱化学伤。

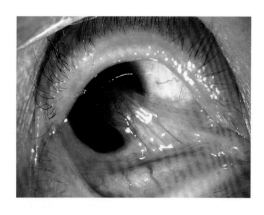

图 12-0-2　LSCD 表现为复发性翼状胬肉

2. 眼表免疫炎症反应　此类病因在临床上较少见。部分全身系统性疾病和眼表局部病变会引起严重的眼表免疫炎症反应,当炎症反应累及并破坏角膜缘干细胞及其微环境时,患者可表现为 LSCD。常见全身疾病有 Stevens-Johnson 综合征、移植物抗宿主病、中毒性表皮坏死松解症、黏膜类天疱疮等。常见眼部疾病以过敏性眼表疾病为主,如春季卡他性角结膜炎、特应性角结膜炎等[1]。

3. 先天性基因异常　遗传因素导致的 LSCD 在临床上极为罕见。患者通常因为原发性基因突变导致角膜缘干细胞破坏或功能障碍。先天性无虹膜是导致 LSCD 最常见的遗传性疾病。其他罕见疾病还包括先天性角化不良综合征、自身免疫性多内分泌病综合征 1 型、着色性干皮病、角膜炎鱼鳞病耳聋综合征、先天性缺指/趾-外胚层发育不良-唇/腭裂综合征、眼泪管-耳-齿-指(趾)综合征、大疱性表皮松解症等[1](图 12-0-3)。

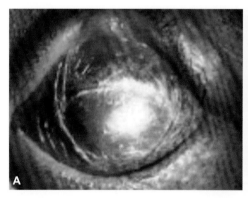
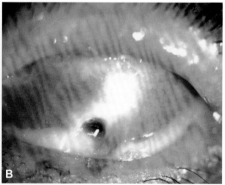

图 12-0-3　不同病因的获得性免疫性 LSCD
A. Stevens-Johnson 综合征;B. 眼类天疱疮。

目前,眼表化学烧伤和热烧伤是我国LSCD的首要病因,且随着角膜接触镜的广泛使用,我国角膜接触镜相关 LSCD 的发病率也日益增高,而遗传性 LSCD 发病率较低。

既往的 CED 病因多为直接或间接导致角膜上皮损伤的因素,而 LSCD 的病因多为损伤角膜缘结构或功能的因素。

(二)发病机制

角膜缘是透明角膜和不透明巩膜之间的过渡区域,正常的角膜缘由角膜缘干细胞及其周围的微环境构成,其中包括支持细胞(免疫细胞、间充质细胞、黑素细胞、血管细胞和神经细胞)、细胞外基质(extracellular matrix,ECM)和信号分子,它们之间存在着紧密复杂的联系,共同维持角膜缘微环境的稳态,并调控角膜缘干细胞的增殖和分化[2]。

黑素细胞可以保护角膜缘微环境免受紫外线破坏,间充质细胞可以维持角膜缘干细胞的更新分化能力,血管内皮细胞在角膜缘形成微血管网络,神经细胞和免疫细胞对角膜缘干细胞的功能也有着重要的支持作用[2]。ECM由许多蛋白质和大分子组成,它们和信号分子都可以调节角膜缘干细胞的增殖和分化。

角膜缘干细胞位于角膜缘上皮的基底层,是一种具有分化能力的成体干细胞,它们在角膜缘微环境的调节下,不断增殖、分化,并向心迁移,从而自我更新和补充脱落的角膜上皮细胞,其还具有抗血管生成能力,能有效防止新生血管长入角膜表面。此外,角膜缘内的所有结构共同构成屏障,也能防止结膜上皮细胞侵入角膜。

角膜缘结构的屏障功能和角膜缘干细胞的更新作用共同维持着角膜上皮表面的稳态,对角膜表面的完整性和透明度起着至关重要的作用。当角膜缘结构受到直接损伤和/或在炎症反应作用下角膜缘微环境遭破坏时,都会引起角膜缘干细胞缺乏或功能丧失,主要表现为角膜缘干细胞的自我更新功能和角膜缘结构的屏障功能受损,从而导致持续性角膜上皮缺损和结膜上皮入侵角膜。最终,角膜上皮和基质内长入新生血管,原本透明的角膜变得混浊,造成患者视力下降甚至失明。

LSCD的发病机制根源在于角膜缘微环境的破坏,从而引起了干细胞更新功能受损、角膜缘屏障破坏等后续改变。而CED的发病机制众多,如泪膜稳定性降低、眼表炎症反应、角膜上皮机械性损伤等,但患者的角膜缘结构与功能始终都是正常的。

二、分类

CED主要根据病因分类,如药源性、感染性、外伤性等,LSCD可以根据病因和角膜上皮结膜化的范围分类。CED分类在本书既往章节中已详细介绍,因此,本章节主要介绍LSCD的分类。

（一）根据病因分类

LSCD根据病因可以分为遗传性LSCD和获得性LSCD两类[1]。

1. 遗传性LSCD多为先天性疾病所致基因缺陷,进而引起角膜缘干细胞缺损或功能异常。

2. 获得性LSCD又根据发病机制中有无免疫性炎症反应参与,分为获得性非免疫性LSCD和获得性免疫性LSCD[1]。获得性非免疫性LSCD多为外界因素直接损伤角膜缘干细胞及微环境造成,获得性免疫性LSCD多为眼表免疫炎症反应引起角膜缘干细胞微环境破坏,进而导致角膜缘干细胞功能障碍。

（二）根据角膜上皮结膜化的范围分类

根据角膜上皮结膜化的范围,LSCD分为不完全性和完全性两类[1]。

1. 不完全性LSCD的角膜上皮部分结膜化,留有部分功能正常的角膜缘仍可以产生正常的角膜上皮细胞(图12-0-4)。

2. 完全性LSCD是指360°全角膜缘干细胞丢失,角膜表面完全被结膜上皮覆盖(图12-0-4)。

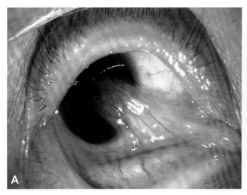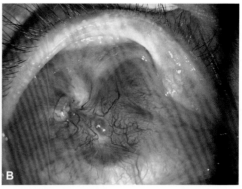

图 12-0-4 LSCD 根据角膜上皮结膜化的范围分类
A. 不完全性 LSCD；B. 完全性 LSCD。

三、临床特点、诊断与鉴别诊断

（一）临床特点

获得性 LSCD 是 LSCD 患者的主要病因，其中非免疫性因素又占多数，因此，大部分患者有明确的眼部烧伤史或多次累及角膜缘的手术史，角膜病变以典型的角膜缘新生血管和角膜上皮结膜化为主，临床诊断并不困难。

（二）诊断

1. 症状　患者通常有眼红、眼痛、异物感、畏光、视力下降等症状。早期患者有持续性角膜上皮缺损时，眼部刺激症和视力下降同时出现，与 CED 相似，但是在晚期角膜上皮大面积结膜化和新生血管长入时，可以仅表现为视力下降，而不再有眼部刺激症。

2. 体征　常见体征有 Vogt 栅栏结构改变或缺失，可表现为 LSCD 三联征：角膜上皮结膜化、持续性或复发性角膜上皮缺损或经久不愈的角膜溃疡、角膜新生血管。同时，角膜上皮可变薄甚至呈漩涡状角膜上皮改变，不同程度的角膜混浊和角膜瘢痕（图 12-0-5）。CED 患者仅表现为角膜上皮缺损，并不会出现 LSCD 其他的常见临床体征。

3. 辅助检查

（1）活体角膜激光共聚焦显微镜（confocal microscopy）：角膜上皮出现高反光的结膜杯状细胞，上皮内可见新生血管，角膜缘上皮细胞减少、体积增大、形态改变、上皮变薄；角膜基底膜下神经纤维密度降低；角膜和角膜缘基质层血管可见大量炎症细胞和树突状细胞，Vogt 栅栏结构改变或缺失。

（2）眼前节光学相干断层扫描（optical coherence tomography，OCT）和光学相干断层扫描血流成像（optical coherence tomography angiography，OCTA）：角膜缘上皮变薄（可具体测量角膜厚度），Vogt 栅栏结构改变或缺失，角膜缘隐窝消失，角膜新生血管。

（3）印迹细胞学：角膜上出现结膜杯状细胞，这是诊断 LSCD 的"金标准"。但是存在部分患者出现假阴性结果，如在疾病早期，当角膜上皮结膜化程度较轻时，印迹细胞学不够敏感，或在 Stevens-Johnson 综合征、晚期黏膜类天疱疮、严重化学伤所致的 LSCD 中，角膜上皮完全角化，结膜杯状细胞缺失，印迹细胞学也无法检测[3]。

（4）分子生物标志：角膜上出现特异性分子生物标志物。结膜上皮细胞——细胞角蛋白7、细胞角蛋白13、细胞角蛋白15[3]。杯状细胞——黏蛋白5AC[3]。分化的角膜上皮细胞——

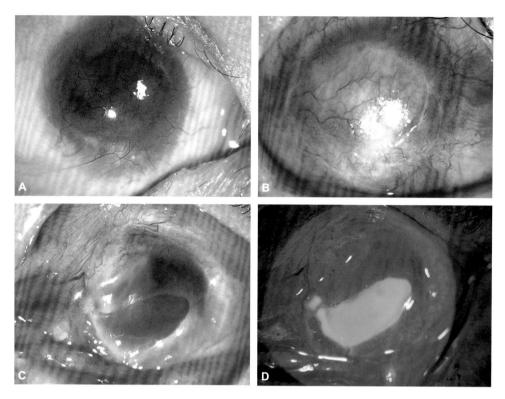

图 12-0-5　LSCD 典型体征

A. 部分角膜上皮结膜化,角膜混浊,大量新生血管从角膜缘长入角膜;B. 全角膜上皮结膜化,结膜及角膜表面可见大量新生血管,已无法窥见眼内其他结构;C. 角膜上皮缺损,角膜混浊,角膜缘可见新生血管;D. 荧光素染色可见角膜中央大片着染。

细胞角蛋白 12[3]。

以上辅助检查中所描述的角膜缘 Vogt 栅栏结构缺失和角膜上皮存在特异性结膜标志物都是 LSCD 的特异性表现,CED 患者的角膜缘结构正常,因此,在这些辅助检查中均无法出现阳性结果。

(三) 鉴别诊断

1. 睑缘炎相关性角结膜病变(blepharo kerato conjunctivitis,BKC)　BKC 是一种常见的与睑缘炎相关的角膜结膜病变,也可以表现为角膜上皮糜烂和角膜缘新生血管。但是这类疾病通常都伴有睑缘炎的表现,如睑缘充血、睑板腺开口阻塞、睫毛根部袖套状改变、结膜乳头增生等。在活体角膜激光共聚焦显微镜和 OCT 等辅助检查中,BKC 患者的角膜缘结构是完整的,和正常角膜缘一样,可以看到 Vogt 栅栏结构。

2. 非 LSCD 角膜新生血管　其他角膜疾病如角膜炎、角膜营养不良、角膜溃疡瘢痕期等也会出现角膜新生血管。LSCD 患者的角膜新生血管通常伴有角膜上皮结膜化,且新生血管局限于上皮层内,非 LSCD 角膜新生血管可达到角膜的更深层。且非 LSCD 角膜新生血管在新生血管生成前,都有其他相关角膜疾病史与相关眼部症状。

3. CED　部分 LSCD 患者会表现为持续性角膜上皮缺损,此时需与 CED 鉴别。多数 LSCD 患者不仅有持续性角膜上皮缺损,同时伴有角膜上皮结膜化、角膜缘新生血管等 CED 不具备的临床表现。此外,活体角膜激光共聚焦显微镜、OCT 等辅助检查能够观察到患者的角膜缘结构是否完整,从而区分 LSCD 和单纯 CED。该部分鉴别诊断在前文内容已分别描述。

(四) 临床分期

CED 可以根据角膜上皮病变累及的深度及范围分为轻度、中度、重度,LSCD 可以根据临床表现分级、根据角膜和角膜缘受累程度分期,本章节将主要描述 LSCD 的分期和分级。

1. LSCD 分级　根据临床表现可以将 LSCD 分为轻度、中度、重度[3]。

轻度 LSCD:角膜上皮混浊,荧光素染色呈点状着染且持续时间久,Vogt 栅栏边缘变平或 Vogt 栅栏结构缺失(图 12-0-6)。

中度 LSCD:角膜前基质混浊,上皮变薄呈漩涡状角膜上皮改变,角膜表面新生血管和周围血管翳(图 12-0-7)。

重度 LSCD:复发性或持续性角膜上皮缺损、角膜基质新生血管、角膜基质瘢痕形成、角膜基质混浊(图 12-0-8)。

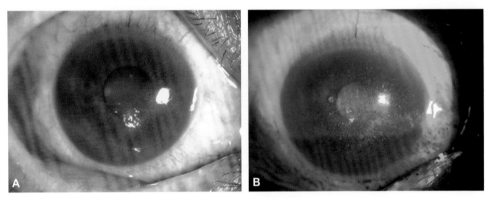

图 12-0-6　轻度 LSCD
A. 角膜上皮轻度混浊;B. 角膜上皮荧光素染色呈大量点染,少量融合成片。

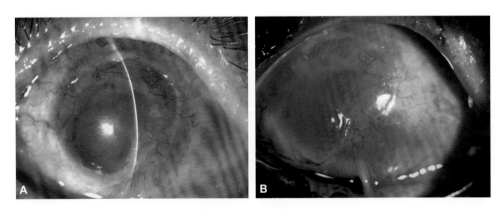

图 12-0-7　中度 LSCD
A. 角膜基质混浊,下方可见大片上皮变薄,表面有大量新生血管和周围血管翳;B. 荧光素染色未见着染。

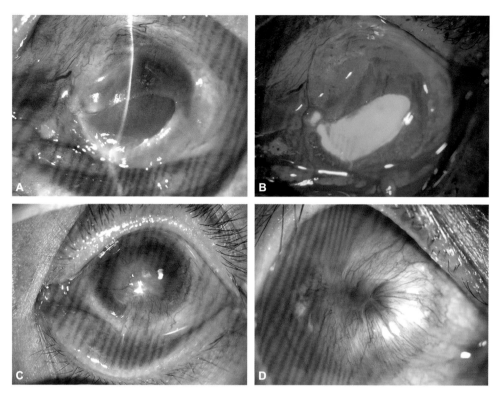

图 12-0-8 重度 LSCD

A.持续性角膜上皮大片缺损,角膜混浊,角膜缘可见大量新生血管;B.荧光素染色可见大片着染;C.角膜基质混浊,瘢痕形成,表面可见大量新生血管;D.全角膜上皮结膜化,表面可见大量新生血管。

2. LSCD 分期 根据角膜和角膜缘受累程度可将 LSCD 分为 I 期、II 期、III 期[1](表 12-0-1)。

表 12-0-1 LSCD 不同分期的角膜和角膜缘受累程度

分期	角膜和角膜缘受累程度		
	A 期	B 期	C 期
I 期(病变未累及角膜中央直径 5mm 区域)	角膜缘受累范围 <50%	角膜缘受累范围 >50%,但 <100%	角膜缘受累范围 100%
II 期(病变累及角膜中央直径 5mm 区域)	角膜缘受累范围 <50%	角膜缘受累范围 >50%,但 <100%	
III 期(病变累及全角膜)			

注:表内空项为无 A、B、C 分期。

四、治疗

(一) 治疗原则

1. 减少或消除导致 LSCs 损伤的因素　停止持续损伤、消除暴露因素是减缓或终止 LSCD 发展的根本手段。角膜受到外界因素损伤的患者应尽早减少暴露损伤，角膜感染或恶性肿瘤等其他眼表疾病的患者应同时处理其他疾病，全身免疫性疾病的患者应系统性治疗全身情况从而减轻角膜损伤。

2. 促进角膜上皮修复　LSCD 早期多表现为角膜上皮缺损，根据不同严重程度可出现点状或大片状上皮缺损，因此，促进角膜上皮修复在 LSCD 的治疗中是至关重要的一环。目前临床常用的药物有小牛血去蛋白提取物眼用凝胶、重组牛碱性成纤维细胞生长因子滴眼液、自体血清等。当药物治疗无效时，也可予以佩戴角膜绷带镜或行羊膜移植手术，以促进角膜上皮修复。

3. 去除角膜新生血管和角膜结膜化上皮　晚期 LSCD 患者多伴有角膜上皮结膜化和角膜表面新生血管。为了使角膜恢复透明，需要行手术去除角膜表面结膜化上皮和新生血管翳。近年来，也有研究证实，局部注射抗血管内皮生长因子（vascular endothelial growth factor，VEGF）如雷珠单抗、贝伐单抗、康柏西普等也可以有效减少角膜新生血管[4]。同时，在去除结膜化上皮时也需要进行促角膜上皮修复治疗，以促进创面修复。

4. 改善眼表和眼睑结构或功能异常　多数 LSCD 患者都伴有眼表和眼睑结构或功能异常，如眼表炎症、泪膜异常与干眼、睑板腺功能障碍、睑球粘连、穹隆部结膜缩短、睑内翻等。因此，应该同时或在进行其他治疗前处理这类症状，如使用糖皮质激素类滴眼液抗炎、使用人工泪液润滑眼表以改善泪膜状态、行眼睑结构矫正手术等改善相应的眼表症状。

5. 重建眼表微环境　待患者眼痛、畏光、流泪等症状改善，持续性上皮缺损修复，眼部表现为稳定的角膜缘新生血管长入及结膜上皮化，即眼表情况趋于稳定时，可考虑行角膜缘干细胞移植术来补充角膜缘干细胞，从而重建角膜缘微环境，以此重建眼表微环境。具体术式的特点及选择在下文有详细介绍。

(二) 药物治疗

1. 促角膜修复药物　小牛血去蛋白提取物眼用凝胶、重组牛碱性成纤维细胞生长因子滴眼液、重组人表皮生长因子滴眼液、自体血清等。

2. 抗炎药物　氟米龙滴眼液、妥布霉素地塞米松滴眼液等。

3. 抗 VEGF 药物　康柏西普眼用注射液、雷珠单抗注射液等。

(三) 手术治疗

1. 结膜上皮切除术、角膜血管翳切除术、角膜基质或球结膜下注药术　适用于以角膜上皮结膜化及角膜新生血管为主的 LSCD 患者。当角膜病灶较小时，可行单纯切除术，若切除面积较大，可联合羊膜移植术。此外，角膜基质或球结膜下注射抗 VEGF 药物也可使新生血管消退。但是，这类手术大多数仅能暂时改善眼表体征，并不能从根本上修复角膜缘干细胞及干细胞微环境，患者的术后复发率较高，可能需要反复多次手术。

2. 羊膜移植　适用于以角膜上皮大面积缺损为主的 LSCD 患者。羊膜本身并不为损伤的角膜提供干细胞，但是覆盖在角膜上能够保护角膜、促进残留的干细胞增殖和迁移[5]、促进角膜修复，从而缓解眼部疼痛、畏光等症状。角膜缘干细胞急性损伤时，移植羊膜可以减缓疾病进展的程度,从而降低角膜混浊和瘢痕形成的概率。此外,羊膜移植还可联合角膜清创、角膜缘上皮移植等传统手术,以提高手术的成功率。

3. 角膜缘干细胞移植　适用于全角膜上皮结膜化、角膜大量新生血管、严重视力下降、其他治疗无效等重度 LSCD 患者。

(1)自体结膜角膜缘干细胞移植术(conjunctival limbal autograft,CLAU):CLAU 取材来源于自身对侧健眼,是目前单侧 LSCD 的首选术式。该术式的显著优势在于术后无免疫排斥反应,移植成功率较高。缺陷在于,对侧眼可能因术中取材受损,术后供眼 LSCD 是其最常见的并发症。

(2)同种异体结膜角膜缘干细胞移植术(conjunctival limbal allograft,CLAL):CLAL 取材可来源于健在亲属或死亡供体,通常用于双侧 LSCD 的治疗。CLAL 的成功率受术后免疫反应和移植物排斥反应的影响[6],通常需要配合全身使用免疫抑制剂、术中使用纤维蛋白胶固定移植物[5]等方法来提高移植成功率。

(3)环形同种异体角膜缘移植术(keratolimbal allograft,KLAL):KLAL 取材来源于新鲜尸眼,用于单侧或双侧 LSCD 的治疗。植片由两个半环的板层、小部分巩膜、全角膜缘以及周边透明角膜部分组成,可提供大量干细胞,但由于植片不提取结膜组织,该术式一般用于先天性无虹膜、接触镜相关 LSCD、医源性 LSCD 等,伴有结膜受损的 LSCD 可联合使用 KLAL 或 CLAL[5]。急性免疫排斥反应是 KLAL 最常见的术后并发症,通常需要使用全身免疫抑制剂[5]。

(4)离体培养的角膜缘干细胞移植术(cultured limbal epithelial transplantation,CLET):CLET 取材可来源于自身对侧健眼、活体亲属眼或新鲜尸眼,取角膜缘组织进行离体培养后移植到病变角膜上,根据取材来源分别可用于单侧或双侧 LSCD 的治疗。因最终移植的细胞需要经过培养,因此,CLET 取材所需的供体细胞数量较少,降低了供眼患 LSCD 的风险,且复合移植物培养中缺乏朗格汉斯细胞,降低了免疫排斥反应的概率[6]。该术式有几点缺陷,如离体细胞培养所需成本高,培养基使用动物衍生品会增加人畜共患疾病的风险,该方法不能提供结膜组织,因此,无法用于有严重结膜疾病的患者[5]。

(5)其他来源的黏膜上皮细胞移植:取材来源于其他组织器官的干细胞,应用于双侧 LSCD 的治疗。已有研究表明,体外培养的口腔黏膜上皮可以作为角膜缘干细胞的替代品治疗 LSCD,此外,人体胚胎干细胞、皮肤表皮干细胞、毛囊干细胞等其他来源的细胞也正在研究中[7],这些干细胞的应用可以有效地解决供体组织匮乏的问题。这类上皮细胞移植失败的主要原因有角膜上皮持续缺损、角膜表面新生血管形成和角膜表面纤维化[8],但是目前对于术后新生血管生成的具体机制尚不明确。

(6)单纯角膜缘上皮移植术(simple limbal epithelial transplantation,SLET):取材主要来源自体或异体健眼,用于治疗单侧或双侧 LSCD。从健侧眼取角膜缘组织,分成小块保存于平衡盐溶液中,环形剪开球结膜,去除角膜表面的新生血管及结膜上皮,将新鲜羊膜置于角膜上,并将取下的角膜缘组织通过纤维蛋白胶置于羊膜上,最后表面覆以绷带镜。该术式需要的角膜缘组织很少,可以降低供眼术后 LSCD 的风险。改良的"夹心技术"[9]是将角膜缘组织置于双层羊膜之间,术后移植成功率极高,并发症少。此外,术后需要根据取材来源自体或异体,选择性使用免疫抑制剂。

(四)分级治疗

对于不同严重程度的 LSCD 患者,应根据患者自身情况选择个性化治疗方式。

当患者病情较轻，无明显眼部症状、视力尚未受影响，或有症状但在眼表情况改善后症状明显缓解时，可以暂时观察或保守治疗。对于自身仍有部分残留 LSCs 的患者，常予以促角膜修复药物如小牛血去蛋白提取物眼用凝胶、重组牛碱性成纤维细胞生长因子滴眼液、自体血清等，或予以佩戴角膜绷带镜，以此促进残留的 LSCs 修复角膜上皮。

若病情进展，出现角膜上皮大面积缺损、角膜新生血管翳等时，则可以使用非角膜缘干细胞移植术进行治疗，如连续扇形结膜上皮切除术、角膜血管翳切除联合羊膜移植术[1]、单纯羊膜移植术等，术后辅以局部使用人工泪液、抗生素、糖皮质激素、非甾体抗炎药、促角膜修复药物等，或局部注射抗 VEGF 药物以消退角膜新生血管。

对于症状较重、出现严重视力下降、病变范围较广，或保守治疗和非角膜缘干细胞移植治疗无效的患者，应行角膜缘干细胞移植术治疗，术后辅以局部使用抗生素、糖皮质激素、促角膜修复药物等。

（五）随访

1. 随访周期　仅有轻度角膜上皮缺损且使用单纯药物治疗者可 1~2 周随访 1 次，若局部使用糖皮质激素，则需要 1 周随访 1 次；大面积上皮缺损者建议 1 周随访 1 次，并及时调整用药或决定是否手术治疗；眼表情况较稳定者，若无提升视力的需求，可每月随访 1 次。术后早期需要 1 周随访 1 次；待眼表情况稳定后，也可调整至每月随访 1 次，若局部使用糖皮质激素，需缩短随访周期至 1~2 周 1 次。

2. 随访注意事项　急性期患者需关注角膜上皮脱落的恢复情况，及时调整用药或采取手术治疗；稳定期患者需关注眼睑结构是否异常，以及患者对提升视力的需求，考虑是否采取手术进行眼表重建。佩戴角膜绷带镜者需关注绷带镜是否脱落及摘除绷带镜的时间；局部使用糖皮质激素者需关注眼压情况以及角膜基质是否融解。结膜上皮切除术、角膜血管翳切除术、角膜基质或球结膜下注药术后的患者需要关注角膜上皮是否再次出现结膜化或新生血管，并及时调整用药或再次手术；羊膜移植术后的患者需关注缝线拆除及角膜绷带镜摘除的时间，并提醒患者勿揉眼以防羊膜及绷带镜脱落；角膜缘干细胞移植术后的患者需密切关注患眼角膜缘的微小干细胞植片是否在位，是否再次出现角膜上皮结膜化或角膜新生血管，同时也需警惕健眼取材处是否出现角膜缘干细胞功能障碍。

（六）与角膜上皮细胞功能障碍的治疗区别

CED 的治疗以消除损伤因素和促进角膜上皮修复为主，而 LSCD 的治疗以重建角膜缘微环境为最终目标。当 LSCD 患者表现为持续性角膜上皮缺损时，在该阶段也可以采用修复角膜上皮等与 CED 相似的治疗方案，但由于其病因在于角膜缘微环境损伤和干细胞功能障碍，因此，只有角膜缘干细胞移植和角膜缘微环境重建才能从根源上治疗 LSCD。

五、角膜缘干细胞功能障碍与角膜上皮细胞功能障碍的鉴别诊断

LSCD 与 CED 息息相关，它们在临床表现、诊断、治疗等各方面既有相似之处，又有各自的特点，上文已分别描述，并在此以表格总结（表 12-0-2）。

表 12-0-2　LSCD 与 CED 的区别

区别点	LSCD	CED
病因	直接或间接导致角膜缘结构和功能损伤的因素	在角膜缘结构正常的前提下,各种导致角膜上皮损伤的因素
发病机制	角膜缘干细胞更新与自我更新、角膜缘屏障功能受损	在角膜缘结构正常的前提下,眼表炎症反应、免疫因素、神经营养障碍等损伤角膜上皮
症状	早期角膜上皮缺损时可有眼部刺激症和视力下降同时出现,晚期全角膜上皮结膜化时可以仅表现为视力下降	眼部刺激症与视力下降同时出现
体征	LSCD 三联征	角膜上皮缺损
诊断	角膜缘损伤的相关病因、眼部刺激症和视力下降、LSCD 三联征、角膜缘结构损伤的相关辅助检查	角膜上皮损伤的相关病因、眼部刺激症和视力下降、角膜上皮缺损的体征、角膜缘结构正常的相关排除性辅助检查
分期和分级	根据临床表现分级、根据角膜和角膜缘受累程度分期	根据角膜上皮病变累及的深度及范围分级
治疗	根据不同临床表现选择不同的治疗方案,但以重建角膜缘微环境为最终目标	以促进角膜上皮修复为主

六、典型病例分析

(一)病例 1:眼部碱化学伤后角膜缘干细胞功能障碍

主诉及病史:患者男性,55 岁,双眼碱化学伤后右眼眼红、眼痛、畏光、流泪伴视力下降 2 个月就诊。患者 2 个月前双眼不慎进入碱性液体,此后立刻出现双眼眼红、眼痛、畏光、流泪,并逐渐视力下降,自行使用清水冲洗双眼,但无明显好转,我院就诊时诊断为"双眼角膜结膜碱化学伤",接受了双眼羊膜移植术,术后予以重组牛碱性成纤维细胞生长因子滴眼液(每天 6 次)、小牛血去蛋白提取物眼用凝胶(每天 4 次)、妥布霉素滴眼液(每天 4 次)、维生素 C 滴眼液(自制)(每天 6 次)。术后 2 个月自觉左眼症状好转、视力恢复,但右眼无明显好转,遂再次于我院就诊。

眼部查体:VOD 0.02,无法矫正,结膜充血,角膜混浊,中央可见片状上皮缺损,角膜缘可见大量新生血管长入,荧光素染色阳性,可见片状着染(图 12-0-9A、B)。

诊断:根据患者双眼碱性化学伤病史,右眼眼红、眼痛、畏光、流泪、视力下降等临床表现,右眼角膜上皮缺损、角膜缘新生血管长入等体征,给患者诊断为"右眼角膜缘干细胞功能障碍"。

治疗方案及预后:因患者目前仍存在持续性角膜上皮缺损,眼表情况暂未稳定,故以促进角膜上皮修复为主要治疗目的。患者入院后,再次接受了右眼羊膜移植术,术后予以重组牛碱性成纤维细胞生长因子滴眼液(每天 6 次)、小牛血去蛋白提取物眼用凝胶(每天 4 次)、妥布霉素滴眼液(每天 4 次)、氟米龙滴眼液(每天 3 次)、聚乙二醇滴眼液(每天 6 次)。术后 2 个月随访时,查体见患者右眼角膜混浊,中央上皮缺损区域较前变小,角膜缘可见大量新生血管长入,荧光素染色阳性,可见小片状着染(图 12-0-9C、D)。因患者右眼角膜上皮缺损区较前缩小,提示该治疗方法有效,但角膜上皮仍未完全修复,遂建议再次手术治疗。患者再次接受了右眼羊膜移植术,术后用药同前。术后 1 个月随访时,查体见患者右眼角膜混浊、上皮愈合、变薄,角膜缘大量新生血管长入,荧光素染色阴性(图 12-0-9E、F)。

病例要点分析:目前大部分 LSCD 的患者都有明确的既往眼部外伤史和较为突出的眼部查体,故诊断并不困难。但在治疗上,需根据患者的个体情况突出不同的治疗重点。如本例 LSCD 患者,其主诉为右眼痛、畏光、流泪,查体见右眼持续性角膜上皮缺损,故暂时应以促进角膜上皮修复、缓解患者眼部不适症状为主要治疗目的,这也将为后续治疗提供良好的基础。待患者角膜上皮缺损愈合、眼表情况稳定后,再考虑予以角膜缘干细胞移植术等方式重建眼表、提高视力。

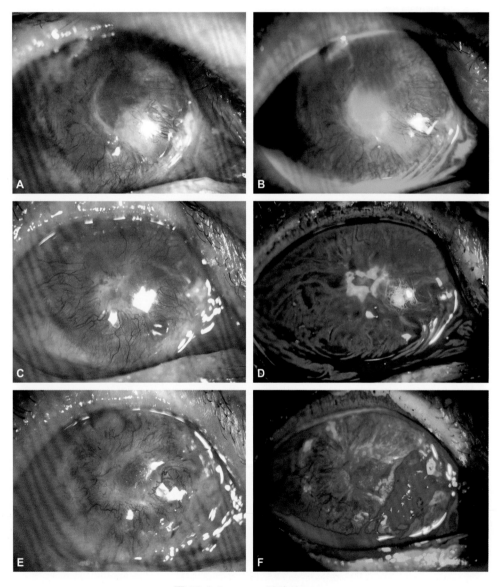

图 12-0-9　LSCD 导致的 CED

A. 碱化学伤行羊膜移植术后 2 个月,角膜混浊,上皮大片缺损,角膜缘新生血管长入;B. 荧光素染色可见大片着染;C. 碱化学伤 2 次羊膜移植术后,角膜混浊,上皮小片缺损,范围较上次减小,角膜缘大量新生血管长入;D. 荧光素染色可见着染范围较上次减小;E. 碱化学伤 3 次羊膜移植术后,角膜混浊,上皮愈合、变薄,角膜缘大量新生血管长入;F. 荧光素染色阴性。

（二）病例 2：眼部碱化学伤后角膜缘干细胞功能障碍

主诉及病史：患者男性，27 岁，左眼碱化学伤后眼红伴视力下降 9 个月就诊。患者 9 个月前双眼不慎进入碱性液体，此后立刻出现左眼眼红、眼痛、畏光、流泪，并逐渐视力下降，外院就诊时诊断为"左眼角膜结膜碱化学伤"，接受了左眼羊膜移植术，术后予以激素类滴眼液、抗生素类滴眼液、促角膜修复类滴眼液等局部点眼治疗（具体药物不详）。术后 9 个月自觉左眼眼痛、畏光、流泪症状好转，但仍觉眼红、视力欠佳，遂于我院就诊。

眼部查体：VOS 指数/5cm，无法矫正，结膜充血，上下睑球结膜粘连，下穹隆部变浅，角膜上皮结膜化，中央可见大片混浊，角膜缘可见新生血管长入，荧光素染色阴性（图 12-0-10A）。

诊断：根据患者左眼碱化学伤病史，左眼眼红及视力下降的临床表现，左眼角膜上皮结膜化、角膜缘新生血管长入、睑球粘连等表现，诊断为"左眼角膜缘干细胞功能障碍"。

治疗方案及预后：因患者主诉为眼红、视力下降，无眼部刺激症，眼表情况稳定，并提出提高视力的需求，故以角膜缘干细胞移植、重建眼表为主要治疗方法。患者入院后，接受了左眼睑球粘连松解术联合 SLET（自体对侧健眼取材），术后予以妥布霉素地塞米松滴眼液（每天 4 次，术后 1~2 周），妥布霉素地塞米松眼膏（每晚 1 次，术后 1~2 周），氟米龙滴眼液（每天 1~2 次，术后 3 周后），重组牛碱性成纤维细胞生长因子滴眼液（每天 6 次），人工泪液（每天 4~6 次）。术后 1 周随访时，查体见左眼羊膜植片及干细胞植片在位（图 12-0-10B）。术后 3 周随访时，查体见左眼羊膜融解、干细胞植片在位，角膜逐渐恢复透明（图 12-0-10C）。术后 3 个月随访时，查体见左眼结膜充血，下方再次出现睑球结膜粘连，角膜大部分恢复透明，仅在部分角膜缘处见少量结膜化上皮与新生血管长入，荧光素染色阴性（图 12-0-10D）。

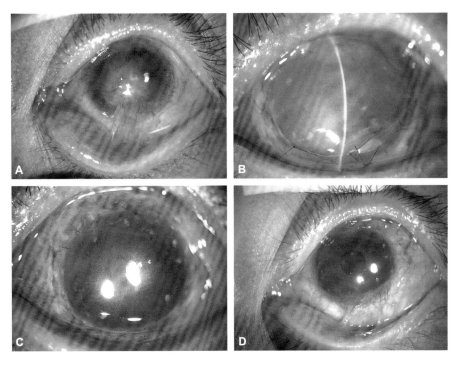

图 12-0-10　左眼碱化学伤导致 LSCD 行 SLET 手术

A. 术前，角膜混浊，新生血管从角膜缘长入角膜；B. 术后 1 周，角膜表面羊膜与微小角膜缘干细胞团块在位；C. 术后 3 周，羊膜融解，角膜表面微小角膜缘干细胞团块在位，角膜较前透明；D. 术后 3 个月，角膜较前透明，表面新生血管明显减少。

病例要点分析:该病例为碱化学伤后眼表情况趋于稳定状态的患者,其主诉为左眼眼红及视力下降,有提高视力的诉求,查体见左眼角膜混浊、角膜上皮结膜化、角膜缘长入新生血管,故应以重建眼表、提高视力为主要治疗目的。

（三）病例 3:眼部碱化学伤后角膜缘干细胞功能障碍

主诉及病史:患者男性,44 岁,双眼碱化学伤后右眼眼红伴视力下降 2 个月就诊。患者 2 个月前双眼不慎进入水泥,此后立刻出现双眼眼红、眼痛、畏光、流泪,并逐渐视力下降,我院就诊时诊断为"双眼角膜结膜碱化学伤",接受了双眼羊膜移植术,术后予以激素类滴眼液、抗生素类滴眼液、促角膜修复类滴眼液等局部点眼治疗(具体药物不详)。术后 2 个月自觉左眼症状好转、视力恢复,右眼不适症状好转,但仍眼红、视力欠佳,遂再次于我院就诊。

眼部查体:VOD 手动/30cm,无法矫正,结膜充血,下方睑球粘连,下穹隆部变浅,全角膜上皮结膜化,角膜缘新生血管长入角膜中央,荧光素染色阴性(图 12-0-11A)。

诊断:根据患者右眼碱化学伤病史,右眼眼红及视力下降的临床表现,右眼全角膜上皮结膜化、角膜缘新生血管长入、睑球粘连等表现,诊断为"右眼角膜缘干细胞功能障碍"。

治疗方案及预后:同病例 2,该患者以重建眼表、提高视力为主要治疗目的。患者入院后,接受了右眼睑球粘连松解术联合 SLET(自体对侧健眼取材),术后予以妥布霉素地塞米松滴眼液(每天 4 次,术后 1~2 周)、妥布霉素地塞米松眼膏(每晚 1 次,术后 1~2 周)、氟米龙滴眼液(每天 1~2 次,术后 3 周)、重组牛碱性成纤维细胞生长因子滴眼液(每天 6 次)、人工泪液(每天 4~6 次)。术后 1 周随访时,查体见右眼羊膜植片及干细胞植片在位(图 12-0-11B)。术后 1 个月随访时,查体见右眼羊膜融解、干细胞植片在位,角膜恢复透明(图 12-0-11C)。术后 2 年随访时,查体见右眼球结膜轻度充血,角膜大部分恢复透明,仅在部分角膜缘处见少量结膜化上皮与新生血管长入,荧光素染色阴性(图 12-0-11D)。

病例要点分析:该患者为眼部碱化学伤所致的 LSCD,多次行羊膜移植手术后仍发生了完全性 LSCD,全角膜新生血管化,视力严重受损。通过 SLET 手术,去除并抑制了角膜新生血管生长,眼表炎症得到有效控制。对于此类患者行 SLET 手术后应重视眼表的长期抗炎治疗至关重要,早期和急性期可用眼表激素抗炎,慢性期可用低浓度免疫抑制剂进行长期抗炎治疗,严重患者抗炎治疗需持续至 1 年以上。

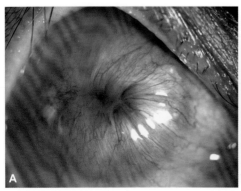
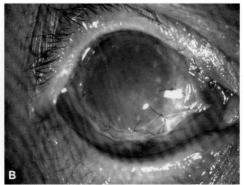

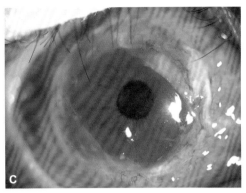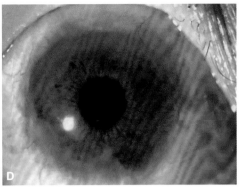

图 12-0-11　右眼碱化学伤导致 LSCD 行 SLET 手术

A. 术前,全角膜上皮结膜化,结膜及角膜表面布满新生血管;B. 术后 1 周,角膜表面羊膜与微小角膜缘干细胞团块在位;C. 术后 1 个月,羊膜大部分融解,角膜缘内微小角膜缘干细胞团块在位,角膜较前透明;D. 术后 2 年,角膜较前透明,仅在角膜缘可见少量新生血管。

❖ 要点总结 ❖

1. LSCD 多为外部因素导致角膜缘干细胞和/或干细胞微环境受到破坏引起,少部分为遗传因素。

2. LSCD 患者多表现为眼痛、眼红和视力下降。

3. LSCD 三联征　角膜上皮结膜化、持续性或复发性角膜上皮缺损或经久不愈的角膜溃疡、角膜新生血管。

4. LSCD 根据临床表现可分为轻度、中度、重度,根据角膜和角膜缘受累程度可分为 I 期、II 期、III 期。

5. LSCD 的主要治疗目的为改善眼表和眼睑结构或功能异常,需要根据患者自身情况及疾病进展程度选择个性化治疗方式。

6. 轻度 LSCD 重在促进角膜组织修复,重度 LSCD 重在通过角膜缘干细胞移植手术进行眼表重建。

（陈　婷　李子荧　邹　晶）

参考文献

1. DENG S X, BORDERIE V, CHAN C C, et al. Global consensus on definition, classification, diagnosis, and staging of limbal stem cell deficiency. Cornea, 2019, 38（3）:364-375.

2. YAZDANPANAH G, JABBEHDARI S, DJALILIAN A R. Limbal and corneal epithelial homeostasis. Curr Opin Ophthalmol. 2017, 28（4）:348-354.

3. LE Q, XU J, DENG S X. The diagnosis of limbal stem cell deficiency. Ocul Surf, 2018, 16（1）:58-69.

4. SUN C, RUAN F, LI S, et al. Subconjunctival conbercept for the treatment of corneal neovascularization. International Journal of Ophthalmology, 2023, 16（6）:871-875.

5. 潘玉苗,杨燕宁. 角膜缘干细胞缺乏的临床诊断及手术治疗进展. 医学综述, 2020, 26（23）:4672-4677.

6. HAAGDORENS M, VAN ACKER S I, VAN GERWEN V, et al. Limbal stem cell deficiency:Current treatment options and emerging therapies. Stem Cells International, 2016, 2016:9798374.

7. OLIVA J,BARDAG-GORCE F,NIIHARA Y. Clinical trials of limbal stem cell deficiency treated with oral mucosal epithelial cells. International Journal of Molecular Sciences,2020,21（2）:411.

8. GONZALEZ G,SASAMOTO Y,KSANDER B R,et al. Limbal stem cells:Identity,developmental origin,and therapeutic potential. Wiley Interdisciplinary Reviews,Developmental Biology,2018,7（2）:10.

9. VAZIRANI J,ALI M H,SHARMA N,et al. Autologous simple limbal epithelial transplantation for unilateral limbal stem cell deficiency:Multicentre results. The British Journal of Ophthalmology,2016,100（10）:1416-1420.